沈氏女科

六百年养生秘诀

（第二版）

沈绍功◎审定
沈　宁◎编著

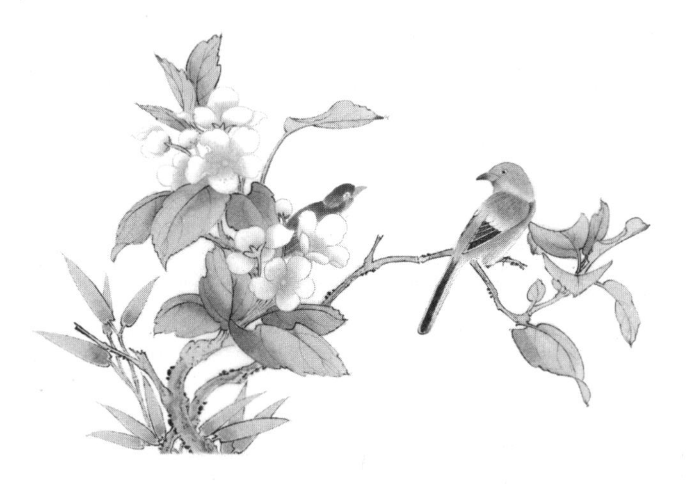

中国中医药出版社
·北　京·

图书在版编目（CIP）数据

沈氏女科六百年养生秘诀 / 沈宁编著 .—2 版 .—北京：中国中医药出版社，2023.2

ISBN 978 – 7 – 5132 – 6745 – 8

Ⅰ . ①沈… Ⅱ . ①沈… Ⅲ . ①养生（中医）—经验 Ⅳ . ① R212

中国版本图书馆 CIP 数据核字（2021）第 014663 号

融合出版说明

本书为融合出版物，微信扫描右侧二维码，关注“悦医家中医书院”微信公众号，即可访问相关数字化资源和服务。

中国中医药出版社出版

北京经济技术开发区科创十三街 31 号院二区 8 号楼

邮政编码　100176

传真　010 – 64405721

廊坊市祥丰印刷有限公司印刷

各地新华书店经销

开本 710×1000　1/16　印张 12　字数 169 千字

2023 年 2 月第 2 版　2023 年 2 月第 1 次印刷

书号　ISBN 978 – 7 – 5132 – 6745 – 8

定价　58.00 元

网址　www.cptcm.com

服 务 热 线　010–64405510

购 书 热 线　010–89535836

维 权 打 假　010–64405753

微信服务号　zgzyycbs

微商城网址　https://kdt.im/LIdUGr

官 方 微 博　http://e.weibo.com/cptcm

淘宝天猫网址　http://zgzyycbs.tmall.com

如有印装质量问题请与本社出版部联系（010 – 64405510）

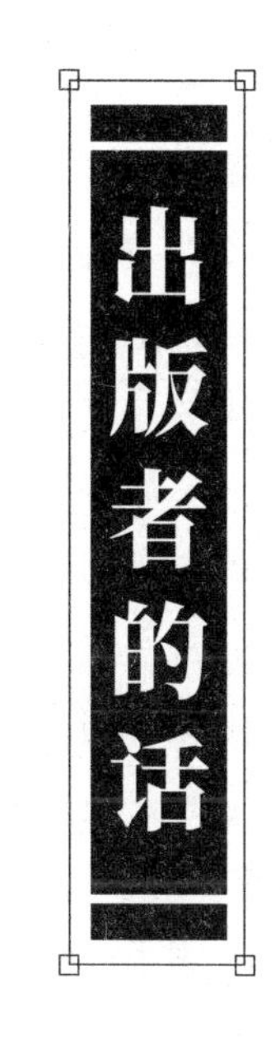

沈氏女科是起源于上海的中医流派，因早年以治疗女科疾病成名，故称沈氏女科。经过600余年薪火相传，不断发展，近代以来的沈氏女科虽冠以“女科”之名，其临证特色早已覆盖内、外、妇、儿、五官诸科，成为名满全国的全科中医流派。而沈氏女科不仅在临证治疗方面独具特色，其养生理念与方法更是别具一格。沈氏女科的养生理念，非一家数十年经验，而是数百年的经验传承，融合自成一派的临证经验，养生秘诀从防病到自我调病均有涉及。

2012年，受北京卫视《养生堂》节目所邀，沈氏女科第19代传人沈绍功先生和第20代传人沈宁先生在节目中介绍了家传养生秘诀的“开胃”“养肝”“调肾”三招，受到了观众的热烈欢迎。但600年传承家学绝非三招可以一言以蔽之，故沈宁先生在2013年将沈氏女科养生效法秘诀加以挖掘整理，编写成《沈氏女科六百年养生秘诀》一书，与《沈氏女科全科临证方略》相映成趣，珠联璧合，面世后广受读者赞誉。

转眼9年已过，为了将沈氏女科珍贵的家传养生经验惠及更多喜爱中医的读者，沈宁先生将本书进行升级再次出版。新版主要围绕两点进行了升级。

一是内容增补升级。本次再版，增补了大量沈氏女科养生调摄的特色秘诀。有从日常起居、四季变化入手，介绍沈氏女科特色养生保健思想方略，有针对女科的女子养生诀要和妇女病家传秘方，还有结合沈氏女科临证治疗经验，围绕常见慢性疾病提供的预防和治验妙法。增补内容丰富，不一而足，在书中静待您的发现。

二是融合数字资源。近年来，随着传统出版与新兴出版的融合发展，利用现代科技手段，实现纸质书与网络空间的交互，通过数字化资源将纸质书“变厚”的融合出版物，不仅为广大读者提供全新的阅读体验，更能在纸质书之外为读者提供了内容丰富、形式多样的知识服务。

本次我们在既往融合出版经验的基础上，根据本书内容策划制作了多种融合出版资源。我们精选适宜篇章，特邀主播录制有声版，帮您解放双手、放松双眼，让学习养生知识与劳作、运动两不误。而读者交流圈“悦读·养生圈”则为您提供线上交流，与众多热爱中医养生的读者朋友们进行互动。另外，集互动性与趣味性于一体的中医药知识趣味测试，您只需动动手指，就能试一试自己的中医功底深厚程度。为了满足资深中医爱好者深入学习的需求，书中还配备了线上课程，提供专业的中医药知识服务。而以上这些丰富多彩的融合出版数字资源，您只需一部手机，扫描书中二维码，就能全部畅享。

传播中医药知识文化是中国中医药出版社作为中医药出版行业“国家队”的责任与使命，我们始终致力于挖掘、出版中医药精品内容以飨读者。衷心希望本书能在广大读者学习中医药知识、进行自我养生保健、享受健康生活之路上有所助益。如有不足之处，欢迎广大读者提出宝贵意见和建议。

中国中医药出版社

2022 年 12 月

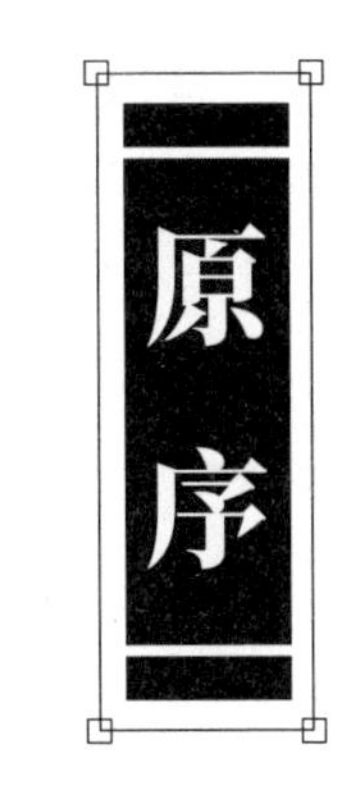

沈氏女科全称上海大场枸橘篱沈氏女科，悬壶济世始于明初，传承20代，业经600余载。所谓女科者，只是治疗女子疾病，包含妇科病和女子内外诸疾。自第18世传人沈祥之先生起，沈氏女科扩大了诊治范围，男女均治，以妇、内科为主，而且涉及儿科、肿瘤、皮肤、骨科、肛肠、五官各科，发展成为全科中医。本人作为第19世传人，再次拓展诊治范围，除了手法、手术之外，凡处方用药、男女患者都已纳入。

沈氏女科累积的600余载丰厚临证经验中富含秘传诸法、诸方。其“治已病”的全科临证方略已详载于中国中医药出版社2012年出版发行的《上海沈氏女科全科临证方略》专著中。同时，沈氏女科亦讲究“治未病”，重视养生保健，同样累积了众多行之有效、操作实用的方略，2012年10月在北京卫视《养生堂》节目中做过简介，反响强烈。

沈宁，国家执业医师、国家执业药师，系沈氏女科第20世传人，是国家“二部一局”（人事部、原卫生部、国家中医药管理局）指定的第三批全国老中医药专家学术经验继承人（我的学术经验继承人）。他行医近30载，刻苦钻研，勤奋好学，已经进入角色，学有所得。为了弘扬完善、创新提升沈氏女科养生保健家学，他编著了《沈氏女科六百年养生秘诀》。书中讲述了沈氏女科的养生精华，既有特色又可操作，既是绝招又具效应，全书文字流畅，通俗易懂，科学严谨，处处实用！

吾儿，后生有志。冀望谦虚包容、博采众长、百尺竿头、传承家学，努力使祖业更加辉煌、更加惠及民众！

沈氏女科第 19 世传人
中国中医科学院主任医师
国务院政府特殊津贴享受者
沈绍功
于壬辰隆冬 京城崇厚堂

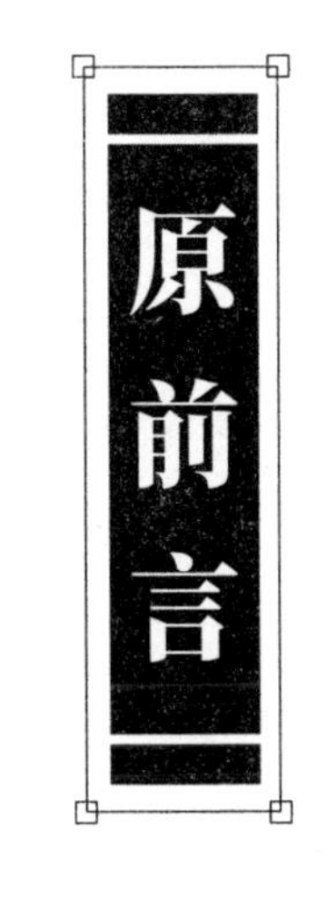

明代至今，沈氏女科一脉相传，已传至20代。

沈氏女科历来注重人体的预防和保健，采取的手段常常是天然的药物及非药物的综合手段，还包括食疗、体疗、意疗等，有一整套所谓的“养生之道”。它们既有系统完整的理论指导，又具丰富有效的经验证实，而且几百年来已经在民间大众扎根留种。

作为沈氏女科的第20代传人，2012年10月，我陪同父亲录制了北京卫视《养生堂》节目《六百年养生秘诀》。节目播出后，反响强烈，但沈氏女科的养生保健绝不仅仅是“开胃”“养肝”“调肾”三招，鉴于此，特对家传的养生经验和方法，加以挖掘、整理和总结，以便更好地传承和完善，为广大民众的健康尽一份绵薄之力。

成书之际，承蒙家父沈绍功教授作序鼓励，中国中医药出版社的领导和编辑们鼎力相助，在此表示衷心感谢！还要感谢多年来一直关注和大力支持沈氏女科的前辈、同仁、同门和广大民众，正是你们的鼓励和鞭策，沈氏女科才能不断进取、发扬光大！

沈氏女科第20世传人
国家执业医师
沈宁

2013年3月

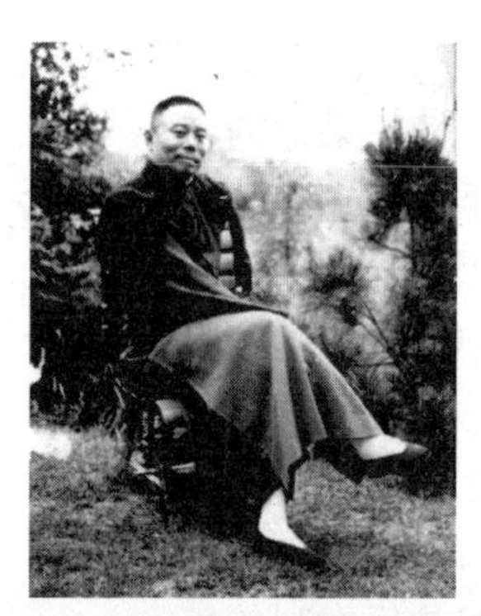

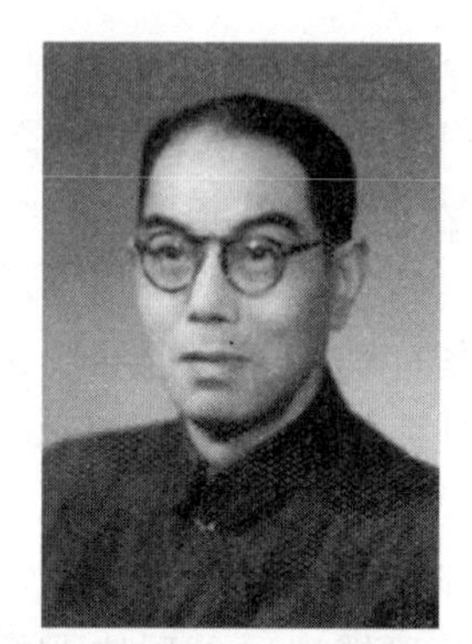

沈氏女科第 17 世传人来字辈沈心九先生　沈氏女科第 18 世传人宗字辈沈祥之先生

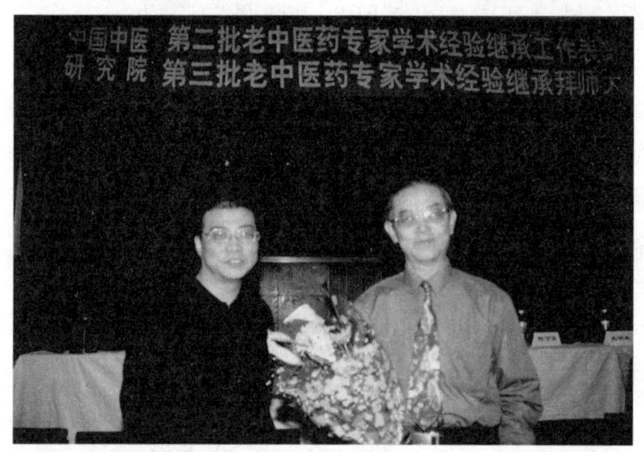

沈绍功主任医师（右）任全国老中医药专家学术经验继承工作指导老师，沈氏女科第 20 世传人永字辈沈宁（左）为学术经验继承人

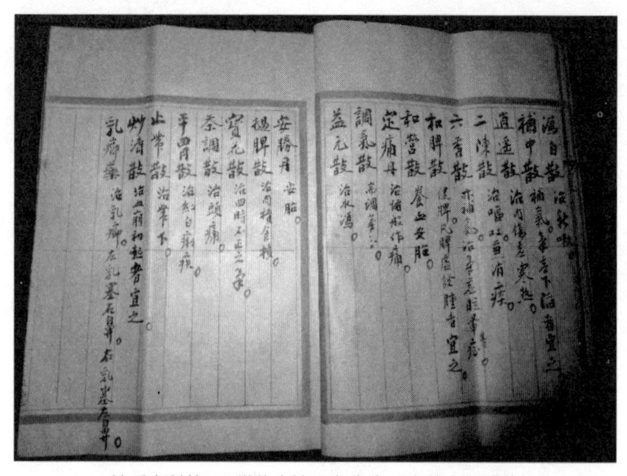

沈氏女科第 17 世传人沈心九先生《末药方》手稿

微信扫描二维码
获取本书数字资源
- 畅听有声版本
- 线上中医课堂
- 中医趣味测试
- 悦读·养生圈

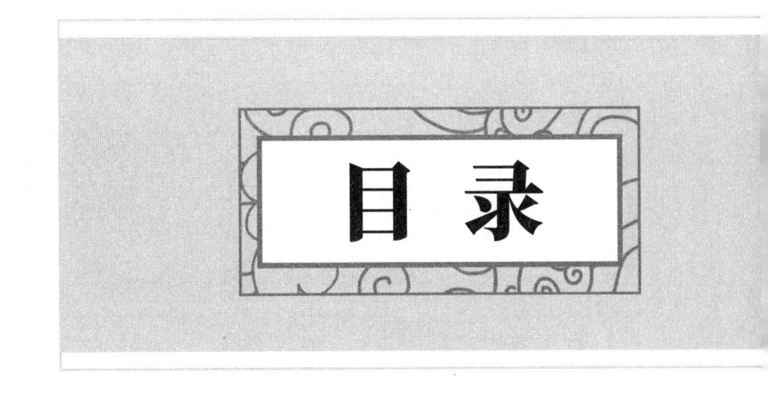

沈氏女科传略

沈氏女科养生总则

沈氏女科养生第一招——开胃法

沈氏女科养生第二招——养肝法

沈氏女科养生第三招——调肾法

沈氏女科其他家传秘方效法精选

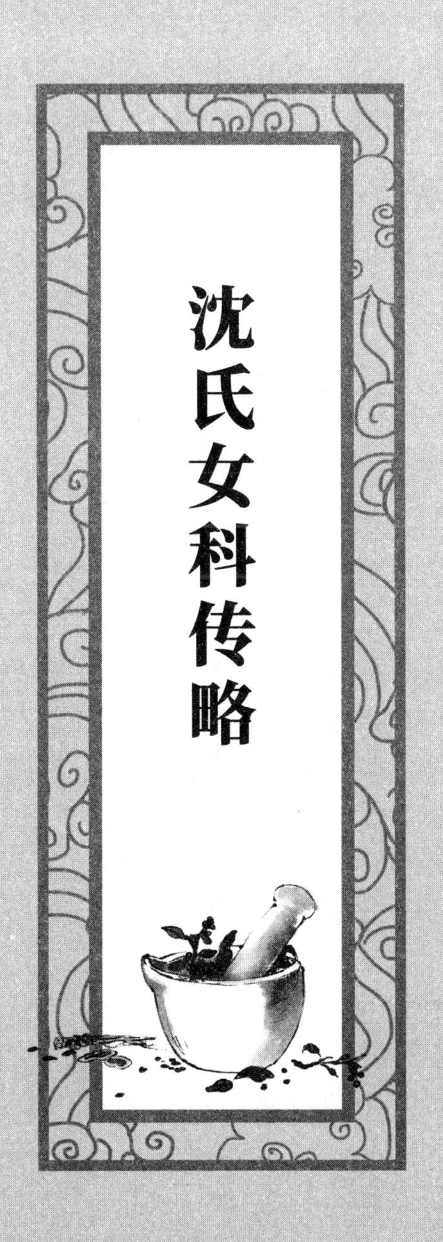

沈氏女科传略

沈氏女科始于明初，历经20代传承，已逾600载

沈氏女科全称上海大场枸橘篱沈氏女科，始于明初，历经20代，绵延至今已逾600载。

其名为“女科”者，即除不育外只治女性疾患。传承到第18世沈祥之先生后，则并不仅仅局限于女性患者，行医范围扩大，男女均治，以妇科、内科为主，而且涉及儿科、外科、肿瘤科、皮肤科、骨科、肛肠科、五官科，发展成为全科中医。第19世沈绍功先生又将其拓展，除了手法、手术之外，凡处方用药、男女患者都纳入诊治范围。600余年的口传心授和行医实践，沈氏女科积累了临证可信的取效“绝技”和丰富的养生经验。

明太祖朱元璋洪武年间，先太祖沈庶，号绩莽，有感于世道离乱，开始悬壶业医。他一生临证诊脉，晚年总结毕生心血，著有《女科扶微》《内科证治》等医籍。因其善治女科疾病且通晓内科，成为上海沈氏女科的开山鼻祖。当时所称女科者，泛指女子诸疾，包含女子的妇科病和内科病，并非单纯的妇女病。

嗣后，沈氏女科世代相传，延绵不断。至清光绪年间，先祖翁第14世孙字辈，率沈氏族支迁居申浦（上海市前身），在西郊大场镇置地筑宅，名曰“春雨山庄”，周边植以枸橘爬藤为篱墙。因疗效出众，患者络绎不绝，闻名遐迩。祖辈们注重医德，效仿先贤，治愈一人，不收财礼，只在庄内植杏树一株，以示济世。堂前悬挂金字楹联，上联书“橘井甘泉分来申浦”，下联写“杏林春雨出自山庄”。当年“春雨山庄”杏树成林，气宇非凡，遂有“上海大场枸橘篱沈氏女科”之美称。并建宗族祠堂，诸子排辈列序为“孙曾元来宗功永保，仁义忠信天爵咸尊”，定名“崇厚堂”。祖业辉辉，上海沈氏女科进入鼎盛时期。

1931年，“春雨山庄”毁于战火，珍贵医业、传世医籍皆佚失。沈氏女科来字辈第17世传人复来，号心九先生，痛别故里，携家眷迁居上海城区，在现今静安区成都北路置宅定居，悬壶业医，决心重振祖业。心九先生勤奋刻苦，天赋敏捷，老而弥笃，又善广交医友，重情厚谊，时与沪上名医秦伯未、唐亮臣等交往笃深，时常相聚，切磋医道，共同创办“神州医学会”。仅仅数年间，沈氏女科竟在心九先生一辈重振雄风，求医者纷至沓来，疑难沉疴常能应手而瘥，因临证疗效显著而取信于民，且注重医德，凡遇贫苦患者，非但分文不取，还兼施药以解其苦。其德艺双馨，有口皆碑，为上海沈氏女科树立了典范。心九先生一生忙于诊务，未及著书立说，但面授口述，留下众多十分珍贵又独具特色的上海沈氏女科临证诀窍。

宗字辈第18世传人宗麒，号祥之先生，系长子，遵循家规“传子不传婿”，由持志大学法律系毕业后，不当律师而选择了继承家学，悬壶济世。祥之先生文学底蕴丰厚又勤奋好学，很快领悟了上海沈氏女科的临证真谛。师从3年即能独立应诊，疗效卓著，深得好评，当时在患者中流传着“小沈医师医道不小”的美誉。他一生行医60余载，在调经、止带、不孕、不育及妇女内科疑难杂症方面均积累了丰富的临证经验及独到的心得体会，而且继承完善了上海沈氏女科效方近50首。沈氏女科第18世后，不再局限于女性患者，内妇各科、男女患者均纳入了诊治范围，曾在静安区南京西路泰兴路口创立第八联合诊所。

功字辈第19世传人绍功先生，幼承家学，于上海中医药大学6年制本科医疗系毕业，曾拜四川名医叶心清为师，恩蒙程门雪、金寿山等十余位先晋参师襄诊，功底深厚，精于诊务。1963年毕业后由国家统一分配到中国中医科学院工作。从此沈氏女科在京城开枝散叶、开花结果，成为中医流派中的一颗明珠。他历任急诊科主任、肿瘤病房负责人、基础理论研究所副所长，兼任国家中医药管理局全国冠心病协作组组长、中华中医药学会心病分会首届主任委员、中国中医急诊杂志副主编等。1990年晋升为主任医师，1992年起招收硕士研究生、博士研究生，1993年起享受国务院颁发的政府特殊津贴。编写专著近20部，有近百篇论文发表于国家级期刊。

其中《中医方略论》专著在家传珍贵效方的基础上，融入自己近半个世纪的业医经验，在医理、临证、方药3个主体里阐述中医之道，总结临证之得，发挥医疗之新，洋洋70余万字。1994年，该书由科学出版社付梓出版发行，深得读者欢迎，为上海沈氏女科首次留下文字记载，并荣获中华中医药学会优秀著作奖。2002年，绍功先生被人事部、原卫生部和国家中医药管理局正式确定为全国老中医药专家学术经验继承工作指导老师，其子沈宁（永字辈第20世传人）和优秀医学博士韩学杰教授被指定为学术继承人。历经3年刻苦学习，学术继承人成绩优秀，已获得出师证书，上海沈氏女科首次被政府承认，列入官方名册，不再仅是世代民间传承。2012年沈氏女科被国家中医药管理局确认为第一批全国中医学术流派传承工作室，沈氏女科的学术流派亦被国家认可。

绍功先生已年届80岁，行医半个世纪，仍每周出诊。他提出："一切为了临床，疗效是硬道理。"他被国医大师路志正教授赞为"深得患者信赖的临床医学家"，被中国工程院院士王永炎教授誉为"中医临床家"。

功字辈第19世传人依功先生，1968年从上海中医药大学毕业后来到北京燕化医院，1996年晋升主任医师，历任该院中医科主任、院长及党委书记等职，并兼任该院首席中医专家、北京市糖尿病防治协会理事、河北北方学院兼职教授，现为中华中医药学会心病分会常务委员。他始终坚持参与临床一线工作，在心脑血管病、妇科病、糖尿病、胃肠病、肾病等方面累积了丰富的临证经验。在其40余年的行医历程中，一方面传承了上海沈氏女科的宝贵经验，另一方面在努力继承传统中医学理论的同时，富于发扬创新精神。他临证强调中医辨证论治，突出整体观念和变动制化的中医理论特色；反对拘泥于将疾病简单分型归类、设定专方、生搬硬套、对号入座的机械操作；积极提倡"洋为中用""西为中用"，吸纳现代医学先进科技理论和检测手段，为中医辨证、诊断、治疗、推断疾病预后等提供依据和服务，为加速中医现代化积极创造条件。依功先生现为上海中医药大学附属岳阳中西医结合医院名医特诊部专家，每周仍坚持4次门诊，为广大患者服务。

永字辈第20世传人，绍功先生之子沈宁，号永宁，毕业于北京中医药大学，已取得国家执业医师证书和国家执业药师证书，临证20余载，为中华中医药学会妇科分会委员。

永字辈第20世传人，依功先生之子沈劼，号永劼，自上海中医药大学毕业后已取得国家执业医师证书及中医内科、中西医结合内科主治医师资格，临证10余载。

尤为难得的是，绍功先生打破门户之见，收青年中医师、中华中医药学会养生分会常务理事、沈阳云水堂国医馆馆长王学谦为嫡传关门弟子，将沈氏女科第20世传人的身份授予王学谦，使有600余年历史的沈氏女科在当代有了异姓传人，也使沈氏女科600余年的学术在祖国大江南北皆有传薪火种。

上海大场枸橘篱沈氏女科的传人们将牢记家训："学有所成，务必勤奋刻苦；悬壶行医，首当注重医德。""医家须有割股之心，视患者为亲人，视医技为根本。""为医者要重视病情而轻视钱财。""医无止境，精益求精。""大医崇德，郎中重效。"为中医事业、为民众健康作出贡献！

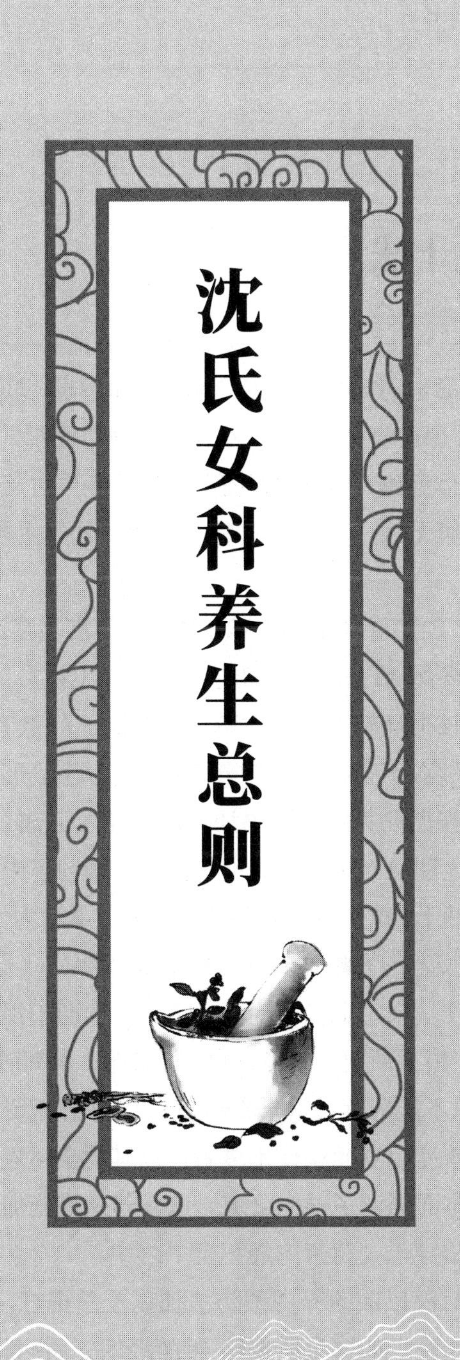

沈氏女科养生总则

常用养生十法

“生”者生活、生命也。养生者，生活美满、生命不息，即健康长寿。“身”者，身体也。养身者，保养身体，免得疾患。“养身”面窄，单指身体健康。“养生”面广，不但身体健康，而且要长寿不衰，故养生之义包含养身之意，其内涵一致。既要健康无病，又要高质量的生活；既要生存自如，又要延年益寿。

养生术历史悠久，现追寻其来龙去脉，总结其丰富内涵。“养生”之称，首见于《吕氏春秋·孟冬纪·节丧》：“知生也者，不以害生，养生之谓也。”是说人要懂得保养。该书还有专论养生的《尽数》。尽数者尽天年之意，长寿也，提倡“流水不腐，户枢不蠹”的养生之道，认为“形不动则精不流，精不流则气郁”，重视活动养生。该书还广泛讨论了五志、五味、气候、环境异常、“生害”之理及“知本”的预防措施，开创了中医养生的先河。

养生的理论则奠基于《黄帝内经》。《素问》第一篇名为“上古天真论”，讲述的就是古人养生长寿的方略。其开篇就明确提出：“恬惔虚无，真气从之，精神内守，病安从来？是以志闲而少欲，心安而不惧，形劳而不倦，气从以顺，各从其欲，皆得所愿。故美其食，任其服，乐其俗，高下不相慕，其民故曰朴。是以嗜欲不能劳其目，淫邪不能惑其心，愚智贤不肖不惧于物，故合于道。所以能年皆度百岁而动作不衰者，以其德全不危也。”从饮食、情志、服饰、房事诸方面强调了养生之道。这些养生措施加之起居、环境、体育、导引诸法始终贯穿于《黄帝内经》全书之中。

东汉医圣张仲景对汉以前的养生预防法加以汇总提炼，并付之临床验证，突出了它们的实用性。如《金匮要略·脏腑经络先后病脉证》开篇的第一句话就说“上工治未病”，而且加以具体化：“夫治未病者，见肝之病，知肝传脾，当先实脾。”也就是说治肝时要知道肝脏的病变会传给脾脏，故应当先治疗脾，这是“治未病”的预防思想。张仲景在《伤寒论》中还以“传变”“合病”“并病”等概念来引证“治未病”的预防思想，并特别设有《辨阴阳易差后劳复病脉证并治》专篇，专题讨论了病后防止复发的养生措施，对后世仍有启迪作用。

秦汉时期，由于秦始皇、汉武帝等追求长生不老，于是炼丹术、神仙术、房中术充斥其时。最著名的是晋代葛洪所著《抱朴子》，成为开创制药化学先河的炼丹名著。他主张：“养生以不伤为本。”“困思，强举，悲哀憔悴，喜乐过差，汲汲所欲，久谈而笑，寝息失守，挽马引弩，沉醉呕吐，饮食而卧，跳走喘乏，欢呼歌泣，阴阳不交，皆伤也。”“积伤至尽，则早亡。”这些主张深得中医养生之精粹，特别是“养生以不伤为本”实为养生学的至理名言。

南北朝陶弘景精于养生，所著《养生延命录》成为现存最早的养生学专著。他提倡发挥主观能动性，而且把养生要领归纳为“调神”和“养形”，实乃精辟。同时，陶弘景还对顺应四时、节制饮食、调摄情志、适当劳作、纳气导引、节欲保精等养生法均提出了一整套实用的方法。例如“摩手令热，雷摩身体，从上至下，名曰干浴”这种周身按摩的干浴法仍沿用至今。

唐代药王孙思邈所著《备急千金要方》记有大量养生内容。其在《养性序》中曰：“善养性者，则治未病之病，是其义也。”又曰：“安身之本必资于食。”十分强调食养。其书列食疗方法154种，提倡“美食须熟咀，生食不粗吞”“先饥而食，先渴而饮，食欲数而少，不欲顿而多”。对老年饮食告诫要忌腻、厚、生、冷、杂，宜清、淡、温、软、简。对房事，孙思邈认为既要节制，又勿强忍。他还论及导引吐纳，也就是气功运动养生。

金元时期出现了学术争鸣的金元四大家，所代表的四大流派对养生之道也是各有真知灼见。刘完素为“寒凉派”，认为养生的关键在于协调形神的关系，即气、神、精、形四者的调和。例如“形以气充”“神依气说”“精为神气之本”“全生之术，形气贵乎安，安则有论而不乱；精神贵乎保，保则有要而不耗”“形为生之舍，宜充而养之；神藏于心，宜静以养之”。他所著的《素问玄机原病式》中专列有《摄生论》，考究调神、养形之术。

朱震亨为“滋阴派”，主张人身精血难成而易于亏，故常“相火妄动”，须“收心养心”，“以防止此火之动于妄也”。其所著的《格致余论》开卷便明言要节制饮食和色欲，“固纵口味”导致“为口伤身”，“殉情纵欲”导致“阴精亏损”。

张从正为“攻下派”，他十分重视社会环境、精神因素的致病作用，提倡“达时变”，即因时、因事、因地、因人制宜，认为“养生当用食补，治病则须药攻”。

李东垣为“补土派”，他的养生法围绕脾胃而立，认为饮食失节、七情所伤、劳逸过度都会损伤脾胃。脾胃气伤，元气受损则百病丛生。如其在《脾胃论》的“省言箴”中提醒人们，说话言谈之中要恪守养心之道，则可保养脾胃而少生疾病。

宋元时期还有不少养生专著，如《寿亲养老新书》，这是第一部老年养生专著，列举7条养生方法，突出心理养生。其曰：“一者少言语，养内气；二者戒色欲，养精气；三者薄滋味，养血气；四者咽津液，养脏气；五者莫嗔怒，养肝气；六者美饮食，养胃气；七者少思虑，养心气。”

明清两代，养生学十分盛行。

明代赵献可著《医贯》，主张养生与治病一样，当以保养真火为要。其曰：“欲世之养身、治病者，得以命门为君主，而加意于火之一字。”

明代张景岳著《景岳全书》强调：“善养生者，可不先养此形以为神明之宅。”认为形是神和生命的物质基础，必先养形。

明代龚廷贤著《寿世保元》、龚居中著《万寿丹书》，搜集了大量延年益寿的秘方和养生保健方法。

清代尤乘著《寿世青编》，以调神、节食、保精三要提出调养五脏的方法，并特别强调以调养脾胃为中心。

清代方开的《延年九转法》，特别强调动静结合的养生观。其云：“过动伤阴，阳必偏盛；过静伤阳，阴必偏盛。”“动静合宜，气血和畅，百病不生，乃得尽天年。”

清代曹庭栋参阅300多篇养生著作，并结合自己的长寿经验著《老老恒言》一书，总结出一整套简便易行而且实用的养生方法，并为老年人编制了养生粥谱。

沈氏女科根据历代养生理论和经验，总结出了近代常用的10种养生法。

1. 饮食养生：主要有四时膳食法、饮茶饮酒法、五味调和法、保健膳食法、辨证施膳法、膳食卫生法。

2. 起居养生：主要有作息有序法、劳逸结合法、睡眠宜忌法、衣着得体法、居室相宜法。

3. 时辰养生：主要有四季养生法、昼夜养生法。

4. 情志养生：主要有清静养神法、节制喜怒法、养情立志法、以情胜情法、移情易性法、解除疑虑法、发泄忧郁法。

5. 房事养生：主要有节欲保精法、固精益肾法、房事宜忌法、房事卫生法。

6. 体育养生：主要有导引健身法、运动宜忌法。

7. 文娱养生：主要有书画凝神法、阅读养情法、弈棋怡性法、音乐保健法。

8. 药物养生：主要有进补宜忌法、药疗调整法、药物外用法。

9. 按摩养生：主要有健身强壮法、疏通经络法、调理脾胃法。

10. 气功养生：主要有老年保健功、益肾静卧功、太极传动功等。

沈氏女科的养生十法包括养身、养性，内容丰富，切实可行，是其养生的总则。

养生先养神

“养神”者，精神调养也。养生之本在于“养神”，“养神”又称“养心”，因心藏神明之故。中医所讲的“心神”就是精神心理活动的综合反映。道、儒、佛、医诸家都主张养生之本在于“养神”。《黄帝内经》所谓“精神内守，病安从来”即是此意。七情内伤常是病因、病机的重要组分，喜、怒、忧、思、悲、恐、惊难以节制，太过亢害可致病，其临床例证不胜枚举。情绪波动，心态难稳，也是影响生活质量的关键。俗话说：“愁一愁少白头，乐一乐百年少。”说明乐观的情绪、知足的心态是健康长寿的同义语。可见“养神”既是防病、治病、康复的必需，又是延年、益寿、保健的关键。

沈氏女科的“养神为本”不外乎3个内涵：清静、修德和开朗。

思想上的清静就是要排除私念，专心致志，安静谦和。晋代炼丹家葛洪在专著《抱朴子》中专门告诫人们要除“六害”，即名利、声色、货财、滋味、狂妄和妒忌，也就是抛弃俗称的酒、色、财、气、意、欲，以理收心，方能达到思想清静的境界，无所求，无所憾，自乐之。

修德有双重意义：对己应立志贡献，冷静处事，不急不躁，严格律己；待人则要宽厚大度，谦让和善，多看优点，不计其短。应当把心情调整到追求理想、坚定信念、助人为乐、知足常乐、情善德高的最佳状态，以此应对多变的世态、复杂的人生，将会得益匪浅。现代生理学的研究也已经证实：理想、意志、信念能充分调动人体的内在潜力，改善人们的生理功能，增强抵抗力，成为生活的主宰和抗病的动力。人们的性格情欲、喜怒哀乐与健康密切相关已为人所共知：急性好胜常是心脑血管病、糖尿病、胆石症等的病因，而忧郁孤僻者则易患溃疡病、癌瘤和神经官能症等。

谋求开朗的方法众多，主要有节制、疏泄和转移3法。

节制法：节制法就是节制情感，平衡心态，其有两个关键，即“遇事制怒”和“宠辱不惊”。怒为首害，宠辱若惊可导致情绪激动，太过伤身。如能做到戒怒冷静和宠辱若一，并作为处世态度，那么节制情感的目的必能达到。

疏泄法：疏泄法就是疏导和发泄。当抑郁在心、消极苦闷时就要采用疏泄法。比如大哭一场，无拘无束地大喊一番，或者找亲朋好友倾诉一番，就能把忧郁和苦闷疏泄出来。但不可采用不理智的疏泄行为，比如吵架、打骂等，这样会适得其反，更加抑郁、更加苦闷。

转移法：转移法就是分散注意力，调节情绪，用漫步散心、打球做操、唱歌跳舞、养心观鱼、琴棋书画、披林听鸟、旅游观景、适当劳作等多种方法，脱离刺激因素和环境，升华情趣，以取豁达明快、无忧无愁之效。

中医既“治已病”又“治未病”

“治已病”和“治未病”出自《素问·四气调神大论篇》：“是故圣人不治已病治未病，不治已乱治未乱，此之谓也。夫病已成而后药之，乱已成而后治之，譬犹渴而穿井，斗而铸锥，不亦晚乎。”《难经·第七十七难》更将其具体化：“所谓治未病者，见肝之病，则知肝当传之与脾，故先实其脾气，无令得受肝之邪，故曰治未病焉。”《素问》和《难经》的这些提示说明，一个高明的医生要“治已病”，更应精于“治未病”，也就是要有预防为主的思想。

沈氏女科认为，中医治疗“已病”和“未病”都富有优势。

“治未病”的思想是中医理论的重要组成部分，也是整体观念的生动体现。“治未病”有两层意思：一是在制订治疗方案时，要注意可能受到传变影响的脏腑、气血、津液，并采取相应预防措施，阻断其转移、传变和扩展，使病变范围尽可能缩小，这便是《温热经纬》所言：“务在先安未受邪之地。”比如临床见到肾阴不足证，在滋补肾阴时要想到“水不涵木”会出现肝阳上亢而佐平肝的菊花、夏枯草、钩藤之类，还要想到“心肾不交”会出现心火上炎而佐清心的竹叶、黄连、栀子之类。

临床见到肝火亢盛证，在清肝泻火时要想到“木火刑金”会出现肺阴不足而配润肺的桑白皮、沙参、川贝母之类，要想到“肝木横逆”会出现肝胃不和而配和胃的云茯苓、陈皮、木香之类。

临床见到脾不健运证，在健脾补中时要想到“气虚血亏”会出现阴血不足而配伍养血的生地黄、当归、黄精之类，要想到“火不生土”会出现肾阳不振而配伍温肾的生杜仲、补骨脂、蛇床子之类等。这样的立法组方思路就会有全局的观点、动态的观点，可以确保疗效，预防传变。

同时，采取的治疗手段可以更加多样化。比如临床见到肝气郁结证，可以疏肝以理气，也可以健脾以疏肝（如投香砂六君子汤），也可以活血以理气（如投血府逐瘀汤）。

临床见到肝气不足证，可以补益肺气，也可以培土以生金，如用四君子汤，也可以滋肾以润金，如用麦味地黄汤。

“治未病”不但体现了中医历来主张“预防为主”的治疗原则，而且体现出全面动态制订治疗方案的指导思想，既保疗效，又防传变，是一种先进的治疗思想，有明显的优势。

“起居有常”进入佳境

《素问·上古天真论篇》云：“起居有常，不妄作劳，故能形与神俱，而尽终其天年，度百岁乃去。”说明合理安排起居作息是养生学的重要内容，同长寿术密切相关。如何进入“起居有常”的佳境？上海沈氏女科总结为 5 个环节。

一曰“劳逸结合，规律作息”

人体的生命活动都遵循着一定的周期或节律而展开，每个周期又分旺盛和衰退两个阶段，称之为“生物钟”。作息规律，定时劳作，定时寝息，能使大脑皮层在人体内的调节活动形成有规律的条件反射，使“生物钟”顺序运转，适应力不断提高，是健康长寿的要诀之一。

在安排作息时，尤其要注意“劳”和“逸”与“动”和“静”的结合。适当劳作运动有利于活动筋骨，通畅气血，益智防衰。贪逸不劳，则诸疾丛生。《素问》早有告诫：“久卧伤气。”“久坐伤肉。”

如何调度劳逸，应视个人的具体情况而定，一般可取两种方式：一是静动兼修。体力劳动时要轻重搭配，量力而行。脑力劳动时应适时穿插体育锻炼，或操持家务，以利调节脑力。二是寓静于动。逸的方式并非静式睡眠一种，更佳的方式是采用动式休息，转移脑力，消除疲劳，如赋诗作画、琴棋聊天、观景赏鱼等，既可娱乐身心，又能休息大脑，一举而两得。

二曰“日入而息，充足睡眠”

人生约有三分之一的时间是在睡眠中度过的，可以说睡眠与生存同等重要，故历代都十分重视睡眠养生。睡眠养生需注重于时间、姿势与环境。

睡眠时间老人不宜少于6小时，年轻人不宜少于8小时，而且应有睡意就枕，不必强打精神。古人主张“子午觉”，子时即深夜0点至4点，午时即中午12点至下午1点。此时人体器官的功率最低，交感神经最疲劳，宜应入睡，老人更应睡子午觉以颐养天年。

天时四季有生长收藏的规律，故睡眠时间还需随季节而调整。一般春夏宜晚睡早起，秋季宜早睡早起，冬季宜早睡晚起。

睡眠姿势与健康也有关系。古今中外的养生学家都提醒勿取头北足南而卧，这种卧向的人，心肌梗死和脑血栓的发病率都会明显增高。最佳卧向为“头宜向东”。睡姿而言，不宜仰卧、俯卧和左侧卧。以右侧卧、“卧如弓”最好。此种卧位，心脏受压最小，利于减轻其负担，增加心输出量；肝脏处于最低位，藏血量多，可加强食物的消化和物质的代谢；胃及十二指肠的出口均处于下方，利于肠胃的排空。当然人卧一夜不可能卧姿不变，这里仅指入睡时的卧姿和尽可能注意取右侧卧姿。

睡眠环境应取恬淡宁静、空气新鲜处，必须关灯，室温以20℃、湿度40%为宜。睡前不能饱食或饥饿，不宜大量饮水、浓茶和咖啡，更不宜烟酒过量或七情偏激。睡前读书思虑、睡后恋床不起都是不良习惯，对健康无益。

睡床不宜高也不宜硬，以下床伸脚着鞋为度，用软床铺硬板的方式达到软硬适中的要求。枕高以稍低于肩到同侧颈部距离为宜，宽不过20cm，长枕为优，枕芯选用菊花、茶叶、决明子则更佳。

三曰“腑中常清，通利两便”

人体代谢产生的废物通过两便排泄，而衰老的原因之一就是机体的自身慢性中毒，所以两便的通利也是防病延年的重要条件。

要养成定时排便的习惯，以睡前或晨起最佳。排便要顺其自然，“有便不能忍，大便不强挣”。忍便不解使粪便毒素被肠黏膜吸收，危害机体。强挣努责会增高腹压、升高血压乃至诱发脑中风和心肌梗死，而且易酿成痔瘘。易患便秘者，可多食香蕉、芝麻，或以菊花、决明子泡茶，或做腹部按摩法。

苏东坡在《养生杂记》中说：“要长生，小便清。”保证小便的清利，重在调摄饮食，做到少食勿饱，素食清淡，食久后饮，饮必待渴。此处介绍 3 种按摩引尿法。

壮肾提肛：睡前或晨起，卧位，舌抵上腭，目视头顶调匀呼吸，吸气时提肛，呼气时放松，漱津咽下，连做 30 次。

端坐摩腰：端坐位，两手置腰部，上下推搓，由腰至尾骶推搓 90 次左右，以腰背部发热为佳。

仰卧摩腹：仰卧位，调匀呼吸，两掌搓热置于下腹部，由两侧推向中央，做 30 次。

四曰“顺应四时，舒适着装”

服装顺时适体在保健中常常被忽视，其实着装与祛病强身也直接相关。一般春秋季节气候温和，选择透气性和吸湿性适中的衣料为宜，如化纤纺织品。夏季炎热，要选吸湿、散湿、透气性强的浅色衣料，如真丝和麻织品。冬季寒冷要选透气性小、保温性好的衣料，如毛绒织品。应强调“量体裁衣”，着装不能过于肥大或襟袖过长而使行动不便，更不能过瘦紧身，影响气血流畅，以柔软宽松为宜。

还要根据四时气候变化，及时更换衣着。俗语讲“春捂秋冻”，春季宁可稍暖，特别宜减衣不减裤，以助阳气的升发。秋季则可稍凉。夏季最忌赤膊，要以背心护胸防风。冬季着衣应“以渐加厚”，不可一加便多。切忌过暖过寒，“要慎于脱着”。汗出之时既忌骤然脱衣，又不宜湿衣久穿。骤脱易致半身不遂，久穿湿衣易患风湿痹证。总之，着衣以舒适为要。

五曰“舒筋活血，勤于沐浴”

沐指洗头，浴指浴身。沐浴是利用水、阳光、空气、泥沙等天然物理因素作用于体表，达到防病健身的目的。古人认为沐浴有祛风除湿、行气活血、舒筋活络、振奋精神、调和阴阳的作用。现代研究也证实，沐浴可促进人体的体温调节，改善血液循环和神经系统的功能，加速新陈代谢，利于强身健体，益寿延年。

“意疗”“食疗”与“体疗”是养生祛病上乘妙法

沈氏女科除采用药物疗法外还巧妙配伍意、食、体“三疗”，是谓至治，是养生祛病的上乘妙法。

一、意疗

情志有明确的致病性。正常情况下，人体对外界事物的刺激产生7种不同的情感反应，称为“七情”，即喜、怒、忧、思、悲、恐、惊。七情是人体正常的精神活动，也是内脏功能活动的一种表现。正如《素问·阴阳应象大论篇》所云：“人有五脏化五气，以生喜怒悲忧恐。”机体对外界的刺激可以产生各种自我调节的反应，以使喜而不狂，怒而不过，思而不结，惊而不恐，忧而不悲。情志有节则可使意和气畅，营卫调和，脏腑通顺，百病不生。

当遭受到超强度的、突然的或持续性的、长期的不良情志刺激，人体就会气血运行失常，气机升降失调，脏腑功能紊乱，从而导致疾病的发生发展，中医称之为“七情内伤”。《素问·阴阳应象大论篇》云：“怒伤肝……喜伤心……思伤脾……忧伤肺……恐伤肾。”《素问·举痛论篇》亦云：“百病生于气也，怒则气上，喜则气缓，悲则气消，恐则气下，寒则气收，灵则气泄，惊则气乱，劳则气耗，思则气结。”

七情内伤的病证主要有3类：一是心不主神，造成心悸失眠或精神恍惚、哭笑无常，以泻心汤类调治；二是肝失疏泄，造成胁胀易怒、嗳气叹息或咽喉哽噎不适、月经紊乱，以逍遥散调治；三是脾不运化，造成脘腹胀满、不思饮食，以香砂六君子汤调治。

七情内伤必先损心，《黄帝内经》云：“悲哀愁忧则心动，心动则五脏六腑皆摇。”“愁忧恐惧则伤心。”“忧思伤心。”“惊则心无所倚，神无所归，虑无所定。”故张景岳提出：“凡情志之属，唯心所统。”神志为病要强调心肺不调、心肝不调、心肾不调3个病机。肺朝百脉，主一身之气，在志为忧，“愁忧者，气闭塞不行”，气为血帅，气行则血行，气虚则无力推动，气郁则阻其畅行而产生气虚血瘀及气滞血瘀的病机；肝主疏泄而喜条达，七情怫郁恼怒，每致肝郁气滞且横逆乘土，脾失健运而痰浊内生，产生气滞痰浊的病机；肾藏精，其志为恐，肝藏血，其志为怒，“恐惧不解伤精”“暴怒伤阴”，肝肾阴精虚损则不能上济于心，心火妄动产生心肾不交的病机。

情志与冠心病的发生发展关系密切。流行病学调查结果显示，虽然数据不尽一致，但冠心病患病率同社会地位、经济状况、社会稳定性、文化教育有明显关系已属肯定。发达国家高于发展中国家，城市高于农村，社会地位高者高于低者。战乱等不稳定的社会环境也会提高冠心病的发病机率。

北京地区曾经调查证实：情绪紧张可诱发心绞痛和心律失常，在各种诱因中位居第二位（占18.8%），仅次于劳累及体力活动（占41.7%）。而在发病过程中及对疗效的影响方面，情绪因素则上升到第一位。

心理刺激可以作为“扳机”促进疾病的发生或复发，其中尤以焦虑、恐惧、愤怒、绝望及兴奋最为显著。故在治疗中要配合心理疗法，即精神治疗，又称“意疗”。

历代诸多名医，如华佗、张仲景、张从正、朱震亨、张景岳、李中梓、徐春圃、吴师机等，均善用“意疗”。所以，中医学一贯倡导“善医者必先医其心，而后医其身”。

心理疗法要遵循《黄帝内经》中的“必先明知其形志之苦乐”，这句话的意思是要知晓患者的精神状态和生活环境，并以此为辨证论治的前提，即“必先”之意。

“明知其形志之苦乐”也是“意疗”的范畴。因为医者与患者之间的接触、谈话、诊疗过程中，无论有意无意均有心理疗法的存在。比如医生的年龄、资历、态度、语言、穿戴、举止和威信等无不带给患者不同程度的心理影响。如果患者能在医生的影响下，自我调理心理情绪状态和行为方式，对诊疗会大有助益。正如《东医宝鉴》所云：“欲治其疾，先治其心，必正其心，乃资其道。使病者尽去心中疑虑，一切妄念，一切不平，一切人生悔悟，顿然解释，则心地自然清净，疾病自然安痊。能如是，则药未到口，病已忘矣。”

如何“明知其形志之苦乐”？其原则早在《黄帝内经》中便有明示。《灵枢经·师传》曰：“人之情，莫不恶死而乐生，告之以其败，语之以其善，导之以其所便，开之以其所苦，虽有无道之人，岂有不听者乎？”

“告之以其败”，既要指出疾病的危害，引起患者对疾病的重视，又不至于使患者对疾病有错误的理解而形成思想包袱。

“语之以其善”，向患者指出怎样才能向好的、有利的方向发展，同时指出如果治疗及时、得法，克服不良情志因素，积极配合，便可切断“因病而郁”的恶性环节，以便康复。

“导之以其所便”，告诉患者如何调息养性、平衡七情，并解释治疗中的具体措施，使患者心中有数，愿与医生合作，克服抵触情绪。

“开之以其所苦”，发恻隐之心，赢得患者的信任，了解其生活、精神的苦恼，善加开导，疏其郁结，除其消极，消其“因郁而病”。

医生要充分运用语言、文字、表情、姿势、态度、行为等多种方式，广泛地同患者交往和接触，对其进行科学的启发、教育和暗示，充分有效地改变患者的感觉、认识、情绪、性格、态度和行为，克服各种心理因素，唤起其治疗的积极性，调整并恢复其正常的神情活动。为达此目的，要处理好几个关系。

首先，医生要以热情真诚、认真负责的态度取信于患者，要建立良好的医患关系，同情与理解患者，深入了解病史，紧紧抓住患者的心理特点、心理动态、心理反应，把对治疗充满信心和希望的印象积极地传达给患者，充分调动患者的积极性，使其感到宽慰并增加治疗的信心。

其次，要因人制宜、因病制宜，选择针对性强、确实有效的心理疗法，并进行巧妙设计和统筹安排，切勿粗制滥用、生搬硬套或一味说教，尤其需克服偏废，应同针药等中西医治疗结合起来，就会相得益彰。

最后，应与家庭社会相结合，要创造一种和睦的家庭气氛和良好的社会环境，防止和减少患者的心理冲突。

如何开导其“形志之苦乐”？可取十法，视病者之实际，择优适度而实施。

1. 以情胜情法

此法也称情志相胜法。人有七情，分属五脏，五脏与情志间存在着五行制胜的关系，于是就产生了以一种心情去制止、战胜另一种心情的以情胜情法。此法的理论依据源于《黄帝内经》。《素问·阴阳应象大论篇》云：“怒伤肝，悲胜怒……喜伤心，恐胜喜……思伤脾，怒胜思……忧伤肺，喜胜忧……恐伤肾，思胜恐。”但在临诊应用时切不可机械照搬五行制胜，而要根据病机灵活而巧妙地指导患者自我调节情志，变更情志刺激内容和方向，从而达到情志上新的平衡，消除心理病机。具体有四法。

喜乐疗法。乐以忘忧，笑能驱逐愁闷，散发心中的积郁。设法使患者心情愉快、喜悦或引之欢笑，则患者心中的烦恼、忧愁、苦闷都会烟消云散，气血和畅。因悲伤思虑而致的病证，如癫狂、谵妄、心痛、咯血、脏躁等，用此法会较容易治疗。

愤怒疗法。“怒则气上”“怒则气逆”，愤怒的情绪具有引发阳气升发、气机亢奋的生理效应，从而使患者忘思虑、消郁结、抑惊喜。但激怒患者要得法和适度。

惊恐疗法。采用恐吓的方法使患者产生一定程度的恐惧害怕，从而治疗喜笑不休、癫痫狂证等。

悲哀疗法。以阴性的消极心理使患者悲以泪出，用以平息激动，抑制狂喜，忘却思虑，宣泄内心的压抑。

上述四法以喜乐疗法最为常用。运用各法均应适度，中病即止。

2. 以情开导法

医者态度热诚耐心，环境安静无扰，气氛融洽祥和，“告之、语之、导之、开之”，运用语言工具进行说服、解释、鼓励、安慰、保证、开导，使患者讲出“隐私”，吐露真情，解除思想顾虑，消除紧张消极心理，提高战胜疾病的信心，犹如“心理疏泄”，也称语言开导法。运用此法，医生务必真诚耐心，动之以情，晓之以理，喻之以例，明之以法，使患者获得信任感和安全感方能奏效。

3. 真情暗示法

采用含蓄间接的语言、手势、表情、动作等自暗示或他暗示的办法，对患者的心理产生影响，转移和诱导其在无意识中接受医者的治疗性意见，或产生某种信念，或改变其情绪和行为。总之，让患者按医生的要求出现身心反应而达到治疗目的。但“暗示”不等于“欺骗”，否则患者一旦发现自己被愚弄，则恼怒不已，反而加重病情。所以暗示时必须动之以情，以充分的同情心使患者产生真正的信念。

4. 静情催眠法

此法也称静志安神法。采用参禅、独室静坐或静卧方法，内忘思虑，外思绿野，扫除杂念，抛弃恩怨，清净宁谧。“恬惔虚无，真气从之，精神内守，病安从来？”（《素问·上古天真论篇》）。如再配合针药或各种方法刺激患者视、听、触觉，使其进入睡眠状态，用各种意念调整情绪，则效果更佳。

5. 移情易性法

此法也称移情变气法或转移注意法。“移情”即排遣情思，分散注意，转移思想焦点，从某种情感纠葛中解脱出来。“易性”即改易心志，排除杂念，改变不好的生活习惯，纠正不良的思绪情操。最佳的措施为“取乐琴书，颐养神性”，“看书解闷，听曲消愁”，也就是近代倡导的“音乐疗法”“游戏疗法”，也称“艺疗”。凡是戏剧、舞蹈、书法、绘画、诗赋、答对、种花、养鱼等能陶冶性情、培养情趣、寄托情感的方式均可采用。但移情不可过分抑制情感，仅仅是改变其指向性；易性不是取消个性，而是要纠正其消极情绪。要掌握“去忧莫若乐”这个关键。

6. 顺情从欲法

此法也称怡悦开怀法，指创造条件，尽力顺从并满足患者意志、情绪、身心需要的方法。通过满足患者所求，使其达到“心平气和”而利于缓解病情。有时限于条件一时难以满足，也应对其想法和要求表示同情、理解、支持和做出适度的保证。当然对那些淫欲邪念、放纵无稽的错误欲望和胡思乱想、不切实际的欲望，则不能纵容迁就，而要循循诱导，善意教育，耐心说服。

7. 动静解惑法

心有疑虑、思想顾虑是患者普遍的心态，因此，通过一定方式解除其不必要的疑虑，在心理疗法中占重要位置。此法的应用关键首先是询问患者疑心、误解、猜测的起因，然后通过直接对话，循因释疑，据理解惑，阐明真情。有时还要采用假物相欺，以谎释疑，“诡诈谲怪”以巧转意的方法，才能取信于患者。但态度务必严肃认真，耐心细微，尊重事实，有理有据，充分说明。在以谎释疑时更应假戏真做，以理服人。

8. 激情刺激法

给患者以突然的强烈精神刺激，如激怒、猝惊、猝羞等法，引起机体的应激反应，诱发一系列的身心变化而达到治病目的。但此法的刺激强度不易把握，临床应用要慎之又慎。

9. 习性矫正法

人们的异常行为和正常行为一样，都是通过学习而获得的。因此，异常行为也可以通过相反的或替代的学习使其消失，也称行为疗法或行为矫正。其实施的方式有“习以平惊”“惩罚法”“行为诱导”和“捕捉幻物”等。“习以平惊”就是针对惊恐的患者，使其再次受惊，并时习之，然后再缓惊。“惩罚法”是指有病态行为时用各种惩罚的方式加以矫正。“行为诱导”指用正常行为诱导病态行为转成正常。“捕捉幻物”指设定一件物品，从行为上捕捉，以达到矫正的目的。

10. 意情气功法

意守丹田，意念静情，意念导情，用坐、卧静功达到心平气和、调整情志、改变性情的目的。

二、食疗

饮食调理也叫膳食疗法，简称“食疗”。中医学有“药食同源”的理论，“食疗”在疾病防治及保健康复中均起着不可忽视的作用，如《素问·脏气法时论篇》云：“五谷为养，五果为助，五畜为益，五菜为充，气味合而服之，以补精益气。”《素问·五常政大论篇》云：“虚则补之，药以祛之，食以随之……无毒治病十去其九，谷肉果蔬食养尽之，无使过之伤其正也。”说明药物治病不能过之，配合食疗则可“无使过之”而不伤身体。

后世对“食疗”大加发展，如《备急千金要方》提倡：“凡欲治病，先以食疗，既食疗不愈，后乃药尔。”孙思邈曾说：“安身之体必资于食，救疾之速必凭于药，不知食宜者，不足以生存也。”

“食疗”具有不伤脏腑、适合久服的优点，故以食治病常常胜于用药，所谓“药补不如食补”。王孟英总结得好：“食疗药极简易，性味和平，味不恶伤，易办易服。”因此，辅以“食疗”也是养生保健、提高治病疗效的必要手段之一。

《灵枢经·生气通天论篇》云：“谨和五味，骨正筋柔，气血以流，腠理以密，如是则骨气以精，谨道如法，长有天命。”说明节制饮食在防病治病中的重要性，因此沈氏女科非常推崇饮食调养中的“谨和五味”。

（一）谨和五味宜遵循8条原则

1. 限制膏粱厚味和炙煿煎熏食物的摄入

《真人大计》指出“田夫寿，膏粱夭”，主张饮食以清淡为主。《吕氏春秋》谓：“凡食无强厚味，无以煎味熏酒，食能以时，身必无灾。”孙思邈提倡“勿进肥浓厚食，酥油酪饮”“善养性者，常须少食肉”。朱震亨在《格致余论·茹淡论》中也强调少吃肉食，多食谷蔬菜果。明代李梴在《医学入门·保养说》中更是明确地提出：“人至中年，肾气日衰，戒一切煎炒炙煿、油酢糟酱、燥热之物，恐耗血也；戒一切生冷时果时蔬，恐伤脾也。能甘淡薄，则五味之本自足以养脏。”膏粱厚味、炙煿煎熏之品常致血管硬化，增高心脑血管病等急症的发生率，且为致癌因素之一，不能不严加限制。

2. 不要偏食，选择和搭配好食谱，提倡食材多样化

主食中米、面、玉米、小米、高粱等品种应互相配食，多进糙米、杂粮，且应控制食入量，一般一天三餐共半斤至1斤。菜品多以植物蛋白为主，如大豆制品，配以蔬菜水果，特别是含维生素多的菜、果。

在食谱中，动物脂肪不应超过食量的20%或脂肪总量的10%。糖量也应降到最低量，特别是单纯的碳水化合物，如蔗糖、果糖、蜜糖要少吃，可食用复合碳水化合物，如淀粉。

最佳食谱应当富含植物蛋白、维生素、微量元素和纤维素。

3. 控制食量，宜少食节食

明代龚廷贤的《寿世保元》曰：“凭口腹之欲，极滋味之美，穷饮食之乐，虽肌体充腴，容色悦泽，而酷烈之气，内蚀脏腑，精神虚矣。安能保合太和，以臻遐龄。”清代曹庭栋的《老老恒言》云：“凡食总以少为有益，脾易磨运，乃化精液。否则极易之物，多食反致受伤，故曰少食以安脾也。”《素问·痹论篇》早已指出：“饮食自倍，肠胃乃伤。”饮食无度，营养过剩，常是致病的危险因素之一，必须“勿使过之”。

4. 少盐饮食

《素问·生气通天论篇》指出："味过于咸，大骨气劳，短肌，心气抑。"《素问·五脏生成篇》云："多食咸，则脉凝泣而变色。"成人每天需盐量为5g，不宜超过10g，以15g为极限。美国的研究报告指出，每天10g食盐，高血压病发病率约10%，如增加食盐两倍，则发病率也增加两倍。因纽特人每天仅吃4g食盐，故高血压病发病率极低，而日本北部居民每天吃食盐30g，其高血压病的发病率高达40%。

5. 禁止吸烟

明代《滇南本草》谓烟草"辛热，有大毒"。赵学敏谓烟草可耗肺、损血、伤神、折寿。烟草对心脑血管、肺、食管的危害及其致癌性均是公认的，故必须禁烟。

6. 适量饮酒

元代忽思慧在《饮膳正要》中说酒"能通血脉，消忧愁，少饮为佳，多饮伤神损寿"。《本草纲目》曰："少饮则和血行气，壮神御风，消愁遣兴；痛饮则伤神耗血，损胃亡精，生痰动火。"

7. 提倡饮茶

《本草纲目》称茶"最能降火，火降则上清"。唐代顾况《茶赋》曰："茶可滋饭蔬之精素，攻肉食之膻腻，发当暑之清吟，涤通宵之昏寐。"实验研究也证明茶能使尼古丁沉淀，从尿中排出，可解酒精毒，能降血脂，减轻动脉硬化，增强血管弹性和渗透性。但饮茶过多、过浓，则因其中过多的茶碱、咖啡因可刺激心脏，加快心跳，增加心肌耗氧量。

8. 合理安排每天饮食

饮食要有规律、有节制，定时定量，少量多餐，切忌暴饮暴食。早餐吃一些易消化的、能供给热量的食品，如豆浆、米粥、蔬菜、水果；午餐可稍丰盛，以满足蛋白质的需要；晚餐要清淡。所谓"早餐宜好，午餐宜饱，晚餐宜少"。

（二）“治寓于食”，选择有益的谷果肉菜

1. 维生素类食物

维生素 C 能加强血管的弹性和韧性，减少脆性，防止出血，故对心脑血管疾病的患者十分有利。维生素 C 含量多的食物首推绿叶蔬菜和水果，如刺梨、猕猴桃、红枣、山楂、柑橘、酸枣，冬季可以多食萝卜、生豆芽代替。维生素 B6 能降血脂，广泛存在于谷物外壳、绿叶蔬菜、酵母、猪肝、糙米、肉、鱼、蛋、牛奶、豆类及花生中。

2. 微量元素食物

低铬、低锰为动脉硬化的因素之一。粗制糖、红糖中含铬多，糙米、小麦、黄豆、萝卜缨、胡萝卜、茄子、大白菜、扁豆中含锰多。低镁会导致心肌兴奋性增高而致心律失常。绿叶蔬菜、花生、核桃、牛奶、鱼、肉、海产品含镁多。碘能防止脂质沉着。海带、紫菜含碘多。锌可抑制镉对心血管的损害，食物中锌与镉的比值越高越有利。各种豆类、坚果、海味、茶叶含锌多。硬水中富含钙、镁，应多饮用矿泉水。

3. 功能性食物

山楂：山楂含丰富的糖类、柠檬酸、黄酮苷及维生素 C，可扩张血管、降血压、降血脂和助消化。

蜂蜜：蜂蜜含葡萄糖、蛋白质、矿物质、有机酸和维生素，可强壮身体、解毒。

木耳：木耳富含蛋白质、纤维素、磷脂、微量元素，有降血压、防止血管硬化和滋补的作用。

莲心：莲心含蛋白质、维生素、钙、磷、铁，可降脂安神。

鲤鱼：鲤鱼为高蛋白、低脂肪、低胆固醇食物，易消化并有利尿消肿的作用。

大蒜：大蒜降胆固醇，预防动脉硬化，防癌消炎。洋葱、野蒜同样具有此种功能。

胡萝卜：胡萝卜富含胡萝卜素、氨基酸、酶、矿物质、纤维素，可强心、降血压、降血脂、增加冠状动脉血流。

此外，对健康有利的食物还有姜、玉米、香蕉、花生、葵花子、海蜇、荞麦、大枣、豆芽、醋、椰子等。

（三）食疗有8法

1. 茶疗

茶叶又称茗，是常见的饮料，其味甘、苦，性微寒，无毒。茶叶含咖啡因、可可碱、黄嘌呤、鞣质、胡萝卜素、维生素（B族、C、D）、挥发油和氟等，有除烦解渴、消食止泻、利尿解毒的功效。茶叶可掺入某些食物和中药（如野菊花、决明子、薄荷、紫苏等），制成药茶及汤、饮、露、汁、乳、浆、水等功能饮料。通常较浓的称浆；加入乳制品称乳茶；将新鲜水果、花草经蒸馏加工取得的液体称露；把新鲜瓜果、蔬菜、中药经压榨得到的液体称浆汁。茶疗不适合失眠者，且不可与其他药物特别是补益药同服，所以用茶水送服药物是不可取的。

细菌性痢疾：茶叶10～20g，生姜30g，浓煎口服或保留灌肠。

中暑：绿茶15g泡饮。

带状疱疹：老茶树叶研细末，浓茶水调涂，每天2～3次。

风寒感冒：午时茶（藿香、紫苏、防风、柴胡各等份）泡饮。五味煎（荆芥、苏叶、茶叶各6g，冰糖25g，生姜3g）煎汤代茶饮。

发热：五汁饮（梨汁30g，荸荠汁20g，藕汁或甘蔗汁20g，麦冬汁20g，鲜芦根汁25g）混合加水煮沸后凉服。七鲜汤（藿香6g，佩兰6g，梨汁10g，薄荷6g，生地黄6g，何首乌6g，荷叶6g）水煎代饮。

咽痛：海蜜饮（胖大海3g，蜜蜂适量）冲泡代饮。斛麦茶（鲜石斛15g，麦冬10g）泡饮。

心脏病：老茶树根30g，水煎适量，黄酒和服。

癫痫：红茶500g，明矾500g，研细末，糯米为丸梧子大，发病前茶水送40丸。

痛经：茶树根15g，小茴香15g，凌霄花根30g，加适量黄酒隔水炖3小时，去渣加红糖经期服。

冻疮：柿子皮烧灰，浓茶调敷。

头痛：炒苍耳子3g，薄荷9g，茶叶6g，煎水代饮。

便秘：菊花9g，决明子30g，煎水代饮。

2. 酒疗

酒甘、辛、温，能温通血脉、兴奋神经、祛风止痛，也可用做药引。用米酿制的为米酒、黄酒，用高粱酿制的为白酒、烧酒，用水果酿制的为果酒，用大麦酿制的为啤酒。加入中药，用浸泡法、酿酒法、蒸馏法或渗漉法加工成的为药酒。

制作药酒最常用、最简便的是浸泡法，将药物精选切碎洗净后浸泡入酒中，密封7～15天即可服用。

麻疹：芫花60g，捣烂加酒60g，煮沸后擦身可透发麻疹。

胃痛：川椒120g，炒后用黄酒浸泡，痛时适量饮用。

老人感冒：紫苏10g，荆芥10g，陈皮5g，白酒1000mL，浸泡后每天温服20mL。

跌打损伤：治伤酊（芙蓉叶、徐长卿、两面针、雪上一枝蒿、薄荷脑、樟脑、肉桂油等量浸泡于白酒）外涂。愈伤药酒（麻黄、红花、当归、苍术、白术、五灵脂、骨碎补、血竭、白芍、川乌、羌活、独活、桂枝、威灵仙、草乌、制南星、五加皮、防风、鸡血藤、牛膝、茯苓、萆薢、海桐皮各等量，白酒浸泡）外涂。

3. 醋疗

醋又称米醋、陈醋、苦酒、酢，性味酸、苦、温，无毒，含磷、钙、铁、蛋白质、碳水化合物、菸酸等。醋可以消痈肿，开胃口，治疮癣，破积血，解诸毒，增药力。

感冒：每平方米用30mL醋加适量水熏蒸空气消毒，一般中等房间用醋300～500mL，晚上熏蒸1次即可，可预防感冒。

痄腮：生大黄粉15g，醋调外敷患部。

关节痛：葱白1碗，醋两碗（600mL），煮沸用布热裹于患部。

蛔厥：蛔虫引发的急性疼痛、昏厥。醋30mL，冷开水顿服或再冲乌梅丸。

卤水中毒：米醋适量喝之以解毒。

骨梗：如鱼刺卡在喉咙中，馒头蘸醋咀咽。

糖尿病：山药30g浓煎取汁150mL，打入鸡蛋1个，醋30mL，煮沸后食用。

吐泻：生姜5g，红茶100g，煮后取汁，打入鸡蛋1个，醋30mL，糖适量，煮沸后食用。

4. 粥疗

粥疗又称药粥，以陈仓米、粳米、稻米、玉米、小米加入药物熬煮而成。常用的药物有药食同源的大枣、龙眼、羊肉、赤小豆等，也可加入中药细粉、芡实粉、藕粉，牛奶、鸡汁、肉汁及中药煎汁或新鲜中药（紫苏叶、鲜藿香、鲜薄荷）取汁等。一般清晨服，7～10天为1个疗程。

感冒：荆芥粥（荆芥10g，薄荷5g，淡豆豉10g煮汁，用此汁加入粳米60g煮成粥食用）。神仙粥（生姜5g，连须葱白7根，粳米60g，米醋30mL）。

咯血：枇贝粥（炙枇杷叶15g，川贝母5g，粳米60g，蜂蜜少许）。

脘腹痛：荜茇粥（荜茇3g，生姜10g，胡椒1g，粳米60g）。

便秘：莱李粥（莱菔子15g，郁李仁15g，粳米60g）。

水肿：冬瓜粥（冬瓜连皮带子100g，粳米60g）。赤小豆粥（赤小豆100g，粳米60g）。

高血脂症：木耳粥（黑木耳5g，何首乌30g，红枣5枚，粳米100g）。

高血压病：菊芹粥（菊花15g，决明子30g，连根芹菜20g，粳米100g）。

心脏病：参麦粥（人参3g，麦冬20g，薤白10g，粳米100g）。

糖尿病：生地粥（生地黄60g，葛根30g，黄精60g，薏苡仁100g）。

附：《粥疗歌》

若要不失眠，煮粥加白莲；要得皮肤好，米粥煮红枣。
气短体虚弱，煮粥加山药；欲增血小板，花生衣煮饭。
心虚气不足，桂圆煨米粥；要治口臭症，荔枝与粥炖。
清退高热症，煮粥加芦根；血压高头晕，胡萝卜粥灵。
要保肝功好，枸杞煮粥妙；口渴心烦躁，粥加猕猴桃。
防治脚气病，米糠煮粥炖；头昏多汗症，煮粥加苡仁。
便秘补中气，藕粥很相宜；夏令防中暑，荷叶同粥煮。
若要双目明，粥中加旱芹；欲得水肿消，赤豆煮粥好。
侧耳根煮粥，开胃又解毒；若欲补虚损，骨头与粥炖。

5. 果疗

以水果的原生品作为辅助食品，或将水果的加工品掺入中药进行治疗。

麻疹：樱桃9g煎服。

伤寒：乌梅6个浓煎口服或加入黄连。

细菌性痢疾：葡萄取汁混茶叶或苹果煎服。

流行性乙型脑炎：鲜香蕉根绞汁，加蜜少许调味，每天1000mL分服。

哮喘：核桃仁60g，补骨脂10g，煎服。

紫癜：花生米、红枣、赤小豆等量煮服。

一些果品具有食疗的功效。

梅：酸、温，蘸盐生食可温胆生津。多食伤齿，生痰助热。痰湿胀满、月经不行者忌食。

杏：甘、酸、温，润肺生津。多食生痰热，动宿痰。产妇、小儿患病时不食。

桃：甘、酸、温，补心活血，解渴充饥。多食生热，引发痈疮、虫证、痢疾。

李：甘、酸、凉，清肝涤热，活血生津。多食助湿生痰，诱发痢疾，脾虚忌食。

苹果：甘、凉，生津开胃，润肺悦心，充饥醒酒。

枣：鲜者甘、凉，利脾胃。干者甘、温，补脾养胃，补血养心，润肺安神。多食生虫、生痰、助热、损齿。

梨：甘、凉，润肺，清胃，凉心，涤热，息风，化痰，平嗽，散结通肠，有“天生甘露饮”之称。脾胃虚弱常感腹中冷及久泻者忌食。

柿：鲜品甘、寒，养肺胃阴。干品甘、平，健脾补胃，润肺涩肠，止血消疳，疗痔疮，止反胃肠风。

柑橘：甘、平，润肺解渴。多食生痰聚饮，咽痛咳嗽。痰饮者忌食。

核桃：甘、温，润肺益肾，利肠，发散风寒，通血脉，补产虚，泽肌肤，止劳喘。多食助火生痰。

西瓜：甘、寒，清脾胃，解暑热，除烦止渴，醒酒凉营，有“天生白虎汤”之称。多食积寒助湿，大便滑泄。病产后均忌食。

甘蔗：甘、凉，清热，和胃润肠，醒酒化痰，强筋骨，养血息风，补脾阴。

山慈菇：甘、苦、寒，破血，通淋，滑胎利窍。多食发疮，动血，生风，损齿。

菱角：鲜者甘、凉，清热，多食损阳助湿。熟者甘、平，多食气滞。

龙眼：甘、温，补心安神定志，益脾阴，滋营生液。停饮、气滞、郁火者忌食。

山楂：酸、甘、温，醒脾消积，破血散结，消胀解酒化痰。

青果：酸、甘、平，开胃生津，除烦止渴，凉胆止惊，清利咽喉。

枇杷：甘、平，润肺，涤热，生津。多食生痰助湿。

6. 蛋疗

以鸡蛋药汤、鸡蛋药羹、鸡蛋药膏等配合治疗的方法。鸡蛋含有蛋白质、脂肪、碳水化合物及维生素。

感冒：姜葱蛋（鸡蛋两个煮熟，与生姜15g、葱白10g、梨120g煮汁口服）。

黄疸：威灵蛋（威灵仙30g，鸡蛋1个，米醋10mL煮服）。

关节痛：白芥蛋（白芥子末用鸡蛋清调敷痛处）。

尿血：将军蛋（大黄粉装入蛋内，湿纸封口煮食）。大黄又称将军。

哮喘：紫麻衣（麻黄2g，紫菀6g，凤凰衣14枚，共研细末，每天9g冲服）。鸡蛋薄衣即凤凰衣。

丹毒：伏龙清（伏龙肝30g，赤小豆30g，研末，鸡蛋清调敷患处）。伏龙肝就是灶台内的灶心土。

7. 菜疗

生食蔬菜，或作药引，或配药膳以辅助治疗。

百日咳：胡萝卜15g，冬瓜子15g，红枣10个，煎服。

中暑：白扁豆10g，香薷10g，厚朴10g煎服。

高血压病：芹菜根20g，荠菜15g，车前草30g煎服。

咯血：菠菜籽、白及、百部等量研末冲服，每次3g。

牙痛：芹菜根、南瓜根等量煎水服。

8. 禽疗

禽疗又称动物食疗法，以脏补脏、以脏治脏的同种疗法，或作药引或配作药膳，如关节痛用动物蹄、胃痛用动物胃、肺病用动物肺等。

胃痛：乌贼骨9g，白及9g，藕节15g，共研细粉，蜂蜜调服。

水肿：田螺、大蒜捣烂，贴敷脐下1寸，晚敷晨取。或用鲤鱼1条，赤小豆100g，陈皮6g，煲烂食。

痈疮：鲜柏叶、蜂蜜捣泥外贴患处。

一些食品有明显的保健作用，可用于食疗，称为“功能性食品”。

补益：饴糖、大枣、花生、莲子、山药（补脾）。羊肉、乌龟肉、胡桃、韭菜籽、海参、虾（补阳）。龙眼、红枣、桑椹、荔枝、肝（补血）。鱼肚、甲鱼、木耳（补阴）。

下奶：鲫鱼、猪蹄、鱼头、生南瓜子。

降血糖：猪胰、马乳、山药、豇豆、豌豆、茭白、苦瓜、洋葱。

清热：西瓜、冬瓜、黄瓜、苦瓜、绿豆、扁豆、乌梅、菠萝、田螺、西红柿。

消炎：大蒜、菠菜根、芦根、马齿苋、冬瓜子、油菜、山慈菇。

解毒：生姜、醋（鱼蟹毒）。茶叶、白扁豆（药物毒）。山羊血、空心菜（蕈类毒）。蜂蜜（百毒）。

健脾胃：生姜、乌梅、鸡内金、麦芽、陈皮、花椒、茴香、葱、蒜、醋、山楂。

利水肿：西瓜、冬瓜、茶叶、绿豆、赤豆、玉米须、葫芦、鲤鱼、黑鱼。

通大便：核桃仁、芝麻、柏子仁、香蕉、蜂蜜。

化痰：白果、杏仁、桃仁、冬瓜仁、柑橘、梨、冰糖、萝卜。

清咽：青果、乌梅、苦瓜、凉薯。

止血：花生内衣、黄花菜、木耳、莲蓬、藕节、丝瓜络、乌贼骨。

止泻：大蒜、马齿苋（热证）。焦山楂、焦麦芽、焦谷芽、炒陈皮（伤食）。生薏苡仁、莲子、炒山药（虚证）。

驱虫：槟榔、榧子、使君子、乌梅、蒜、南瓜子、椰子、胡萝卜。

透疹：香菇、芫荽、胡萝卜、荸荠、黄花鱼、鲜鲤鱼、鲜虾。

预防感冒：醋、蒜、葱、生姜、淡豆豉、白菜头。

三、体疗

体疗又称运动养生，以气功、太极和艺疗娱乐三法最佳。气功养生后文有专篇介绍，这里主要介绍太极和艺疗娱乐。

太极拳也称内功拳，动作舒展轻柔，动中有静，圆活连贯，以意领气，以气运身，形气相通而使人体“阴平阳秘”。

练太极拳的要领有5个：一是神静意导。要始终保持心静，全神贯注，用意念引导动作。二是体松协调。身体各部都应放松，要收胸（胸略内收而不挺直），拔背（脊背伸展），沉肩（肩松下垂），坠肘（肘松下坠），腰轴（运动中轴，直立、方松、中正）。三是气沉丹田。四是连绵自如。太极拳根于脚，发于腿，主宰于腰，形于手指，手、足、腰要协调一致，浑然一体，方可动作轻柔自然，连绵不断，用意不用力而百脉周流。五是呼吸均匀。吸气动作为合，呼气动作为开，呼吸均匀则动作轻巧。

娱乐既可怡神养性，又能丰富精神生活，寓乐于动，寓养于乐，是艺疗的好形式。首倡琴棋书画，古称四大雅趣，它们将艺术和情感交融，抒发情怀，调节情志，特别能协调人体的生物节律，如心跳、呼吸、胃肠蠕动，因而有明显的保健功效。

书画等艺术活动有增寿疗疾的功效，已为古今的书画艺术家所证实。比如唐代的大书法家欧阳询和柳公权都是九旬高寿方谢世，明代的文徵明、清代的梁同书、近代的齐白石和黄宾虹都活到90余岁，而95岁高龄的颜文梁还亲自布置自己的画展，国画大师张大千84岁逝世，世界名师毕加索92岁才离开人间。书画是有节奏、有规律的心身调节活动，必须精神专注、高度集中，从足跟、小腿、腰背到肩臂、肘、腕、指各部，膀胱、大肠、三焦、心包、肺等各经全面活动，从而调节筋脉气血的运行。所谓“凝神、意志、意守于书画之中”，心静、脑动、手勤，而达到以静带动、以动守意、以意运神的最佳状态，乐在其中，陶冶心身从而养身康复，健体益寿。

音乐指挥家的寿命都较长，平均可达73.4岁，音乐能影响人体的情感，改变情绪和行为，具有转移情志、陶冶性情的作用。如快速愉快的乐曲可使肌肉增加力量；音调和谐、节律缓慢的乐曲可使呼吸平稳，心跳和缓；优美的轻音乐、动听的歌曲可以调节人体神经功能，解除疲劳，休息大脑。故前人有云：“七情之病，看书解闷，听曲消愁，胜于服药。”

垂钓也是艺疗的好形式，可以陶冶情趣，练意养神。但垂钓的时间不宜过长，不求收获，但求意境，最好多人结伴，如与郊游、野炊结合，则更添乐趣。

保健按摩6法

上海沈氏女科十分重视保健养生，其中按摩6法常可达到养生目的。

第1法：熨目

两手互相搓摩至热，分别置于两目，反复6次，再以示指、中指轻轻按压眼球并稍停片刻。此法明目养睛，改善视力。

第 2 法：摩耳

两掌按压耳孔，骤然放开，连做 30 次。然后用拇指、示指循耳郭自上向下按摩 30 次，最后再摩耳垂 30 次，以耳部热感为度。此法止眩醒神，增强听力。

第 3 法：按眉

拇指关节背侧按摩双眉，自眉头至眉尾，略觉酸痛为度，连续 30 次。此法明目醒神，清眩止痛。

第 4 法：揉腹

一手掌面按腹，另一手掌面叠于手背之上，先顺时针方向，再逆时针方向，各揉腹 30 圈。此法健脾开胃，宁神安眠。

第 5 法：捶背

两腿开立，全身放松，双手半握空拳，自然下垂。先转腰，两拳随之前后交替捶叩背部及小腹，先下后上，再上而下，左右转腰捶叩 1 次，连做 60 次。或取坐位，或取俯卧位，两臂相抱，枕于头下，他人双手半握空拳，沿脊背自上而下捶叩，以震而不痛为度，自上而下为 1 次，连做 60 次。此法益肾强腰，调畅气血。

第 6 法：搓足

左手拇指摩搓右足心涌泉穴，右手拇指摩搓左足心涌泉穴，反复 60 次，以足心热感为度。此法健脾调肝，宁心安眠。

常用保健中药

随着人们对亚健康状态的重视和提高生活质量、生存质量的需求，保健养生医学悄然兴起，而中医学从理论到实践，在保健养生医学的领域内富有优势，特色卓著。中医学采取的手段常常是天然的药物及非药物的综合手段，还包括食疗、体疗、意疗等，有一整套“养生之道”。它们既有系统完整的理论指导，又有丰富有效的经验证实，而且千百年来已经在民间扎根留种。因此，中医药健康产品及其保健手段更加受到人们的青睐。许多货真价实、疗效可靠的中医保健品年销售额超亿元，便是最好的例证。

但是绝不可将保健中药视作万能之品，而疏忽自身的锻炼和摄养。服用中药保健品只能作为一种辅助的养生之道，沈氏女科提倡服用时应遵循以下 5 个原则。

“补不盲目”： 见虚方能进补，体健不虚者贸然进补，容易造成体内气血阴阳的平衡失调，反而有害无益。

“补勿过偏”： 中药补虚强调辨证，分清气血阴阳之虚，方可有针对性地施补，而且宜恰到好处，过偏也能成害。

“盛者宜泻”： 随着生活水平的提高，不少人常常脂醇充盈，痰湿皆重，形体肥胖，无虚反实，故泻实之法也应列作抗衰保健的养生之道，不能重补而轻泻。

“泻不伤正”： 攻泻之法更应注重恰当运用，太过者势必伤正，故选药要贴切安全，药量应恰当适度，不可急于求成，一泻了之，盲目追求速效。

“用药缓图”： 保健中药绝非一朝一夕便可奏效之事，应当日积月累，缓图收功。

沈氏女科将常用、有效的保健中药分类简介如下。

1. 补气类

人参：补气类首推人参，其有明显的抗衰保健作用。若气虚而又有火热的表现，可以改服西洋参，则更为适宜。用法：可以切薄片，每天噙化，或单味煎汤频饮，每天总量不超过 3g。

黄芪：黄芪可增强人体抵抗力和免疫功能，又可调整血压，有性激素作用，而且能固表。用法：以 100g 炖鸡喝汤。

茯苓：茯苓富含多糖类，有明显的增强免疫和抗癌作用，又能养神宁心，利湿退肿。用法：清代宫廷制成茯苓饼，列作滋补佳品，也可磨成细粉，每天15g，煮粥常服。

山药：山药含淀粉酶和氨基酸，健脾补肺，固精降糖，尤其适合糖尿病和肾病。用法：每天60g，煮粥常服。

薏苡仁：补肺利尿，抗癌解毒。用法：每天90g，煮饭或煮粥服用。

2. 养血类

熟地黄：强心利尿，乌发降糖，为养血生精的佳品。用法：以500g煎汁去渣，兑白蜜适量熬炼成膏，每次服两汤匙，每天两次。

何首乌：养精血，强筋骨，乌发，涩精，强心降脂，软化血管，为保健珍品。用法：磨细粉，每天30g，蜂蜜兑服。

龙眼肉：养血安神，益智聪明。用法：每天15g，加红枣10g、大米60g煮粥食用。

阿胶：阿胶含有多种氨基酸和钙质，有生血止血作用，为补血佳品。用法：每天烊化服用6g。

紫河车（胎盘）：紫河车含球蛋白、干扰素和性激素。用法：烘干研细粉，装入胶囊，吞服，每天10g。

3. 滋阴类

枸杞子：滋肾补肺，平肝明目，防治脂肪肝，促进肝细胞再生，对肾亏者最适合。用法：每天15g，煮粥食用，或泡饮。

玉竹：降糖强心，除烦止渴，阴虚内热最适合。用法：每天15g，煎水代饮。

黄精：降压消脂，既可健脾补气，又能滋阴润肺。用法：每天30g，煎水代饮。

桑椹：滋阴降压，乌发明目，阴虚眼花者最适合。用法：500g煎水去渣，兑蜂蜜适量熬膏，每次服两汤匙，每天两次。

4. 壮阳类

鹿茸：鹿茸是壮阳药首选。壮阳生精，强筋壮骨，有类性激素作用，为良好的全身性强壮品。用法：研细末装胶囊，每天服 1g。

菟丝子：菟丝子既壮阳又滋阴，温而不燥，补而不滞。用法：取 250g 泡酒，每天饮半两至一两。

肉苁蓉：肉苁蓉有“沙漠人参”之称，壮阳温补，强心降压，又能通便，阳虚便燥者最适宜。用法：每天 100g 加羊肉煮食。

生杜仲：补肾降压，强筋壮骨。用法：每天 15g，煎水代饮。

5. 攻泻类

熟大黄：清热通便，解毒减肥。用法：每天 15g，合菊花泡饮。

决明子：清肝明目，通便减肥。用法：每天 30g，泡饮。

桃仁：活血化瘀，润肠通便。用法：每天 15g，加米煮粥食用。

妙用“药食同源”

大多数的中药系植物和食物同出一源，不少食物同样具有药效，称之为功能性食物。俗话说“药补不如食补”，是药食同源的最佳写照。经现代各项研究表明，下列食品均有药效，可以择类选用。

抗衰老：芝麻、桑椹、枸杞子、龙眼、核桃、蜂蜜、蜂王浆、香菇、山药、木耳、甲鱼、人乳、牛奶、海参、莲藕、冬瓜、苦瓜、黄瓜、豆制品、豆浆、南瓜子、樱桃。

调免疫：大蒜、黑木耳、海带、枸杞子、百合、香菇、乌骨鸡、茶叶、茯苓。

含钙高：乳类及乳制品、大豆及豆制品、芹菜、山楂、香菜、虾皮、紫菜、骨头、虾类。

降血脂：生姜、甲鱼、海藻、豆荚、蘑菇、黄豆、大蒜、洋葱、山楂、蜜橘、牛奶、大麦、葵瓜子。

降血压：菠菜、芹菜、甜菊、苹果、香蕉、西瓜子、绿豆、青萝卜、荸荠、海蜇头。

软化血管：木耳、蜂蜜、红枣、茄子、白薯、玉米。

降血糖：山药、生薏苡仁、葛根、豇豆、茭白、冬瓜、苦瓜、黑木耳、芹菜、大蒜。

防癌瘤：卷心菜、菜花、肝、蛋黄、胡萝卜、杏、白薯、菠菜、香菇、鲜蘑、绿豆、大蒜、银耳、猪血、鹅血、红枣、韭菜、莴笋、白萝卜、黄瓜。

增激素：枸杞子、百合、黑豆、芡实、胎盘、蜂乳、蚕蛹、冬虫夏草、鹿血、狗肉、虾、韭菜。

功能食物中还有十佳之称。

最佳健脑：毛豆、花生、啤酒、米饭、鸡蛋、发酵大豆，因其富含卵磷脂而健脑。

最佳抗癌：大豆，其含异黄酮，可阻止癌灶血管形成，缺乏血供而坏死。

最佳防心脏病：鱼肉（肥一点），其含不饱和脂肪酸，对防治心脏病有利，平均每天吃 30g，心脏病发病率下降一半。

最佳防中风：土豆，其含钾盐，每周吃 5 ～ 6 个土豆，中风发病率下降 40%。

最佳抗衰老：胡萝卜，其含胡萝卜素可消除氧自由基，可每天服熟胡萝卜 150g。

最佳防贫血：动物血，100g 血含铁 44mg，相当于肝脏含铁量的 1 倍，肉类含铁量的 20 多倍，可每天食 50g。

最佳断奶：发芽米面（谷、麦温水浸 2 ～ 3 次，发芽后晾干磨粉）。

最佳抗菌：大蒜，尤其紫皮大蒜，生食。

最佳解暑：茶叶，茶碱可以扩张血管而散热。

最佳零食：梅干、葡萄干，富含维生素、微量元素和矿物质。

附录“食养歌”一首，供择食参考。

食养歌

生梨润肺化痰好，苹果止泄养心脏，黄瓜减肥防衰老。

抑癌C高猕猴桃，番茄补血养容颜，莲藕除烦戒酒妙。

茄子祛风通脉络，韭菜壮阳暖腰膝，萝卜化痰消胀气。

芹菜补钙降血压，白菜利尿排毒素，菜花常吃癌症少。

冬瓜美容又消肿，绿豆解毒又除皱，木耳软管又抗癌。

香菇降酶消癌瘤，海带含碘散瘀结，薏仁降脂抑癌瘤。

胡椒驱寒兼除湿，葱辣姜汤治感冒，鱼虾猪蹄补乳汁。

猪牛羊肝明目好，益肾增智食核桃，健胃补血吃红枣。

当然保健膳不可能代替药物治病，但多进保健膳有益无害，可以吃出学问、吃出健康、吃出长寿来！

要活就要动　故称“活动”

俗话说“生命在于运动”，要活就要动，故称“活动”。现代研究已经证实，适度运动对人体有6大好处：促进血液循环，改善大脑营养，有助于保持精力和稳定情绪；使心肌发达，收缩有力，增强心脏功能；加强膈肌和腹肌的力量，促进胃肠蠕动，利于消化吸收；促进和改善脏腑自身的血液循环，利于脏腑的生理机能；提高机体免疫功能，保持旺盛的生命力；增强肌肉关节活力，保持动作轻巧，反应敏捷。

运动养生的要领有3条。

第一，注意意守、调息和动形的协调统一。“意守”是精神专注，“调息”是调节呼吸均匀，“动形”是形体运动的平衡。特别是意守，只有意念专注，方可宁神静息，导气舒血，所谓“以意领气，以气动形”。

第二，不宜过量，要循序渐进。通过对已故的5000名运动员的回顾性调查，发现不少运动员在40～50岁左右就患了心脏病，而且寿命反比普通人短，说明过量剧烈运动超过了机体的耐受限度，反而会使身体因过劳而受损，出现早衰、早夭。所以，“体疗”必须强调适度适量，不能“走火入魔”，所谓“行不疾步，耳不极听，目不极视，坐不至久，卧不极疲”。

第三，持之以恒，坚持不懈。“体疗”不但是身体的锻炼，更是意志和毅力的磨炼，“三天打鱼，两天晒网”收不到“体疗”的效应。

四季养生要诀“春发”“夏清”“秋润”“冬暖”

四季养生或称四时养生，是中医“天人合一”的理论体现，也是重要的养生方法之一。

中医学认为，“人与天地相参也，与日月相应也”。自然界有四时气候变化，即春温、夏热、长夏湿、秋燥、冬寒。人体则有春生、夏长、长夏化、秋收、冬藏的相应变化，从而产生了四季养生法。

一、春季养生术

春季包括立春、雨水、惊蛰、春分、清明、谷雨 6 个节气，相当于每年阳历的 2、3、4 月。此时大地回苏，阳气升发，万物复生，欣欣向荣，充满活力。人体则阳气生长，肝胆旺盛畅达。

情志：应随生发之机而生，神情向上，调动积极性，在神态上要保持奋发进取的生发之气，应当开怀舒畅，切勿忧郁怒责。

作息：应晚睡早起。起床后宜披头散发，衣服宽松，舒展形体散步，春光明媚是锻炼运动的好时机。但不应急忙做剧烈运动，还应躲避风寒，因为还有倒春寒的侵袭。老年人不可闭门孤居，要登高望远，郊游赏花，观鱼养花，沐浴阳光，激发生机。

衣着：衣着应上薄下厚，注意下肢保暖，保养阳气的升发之源。立春之后，天气冷暖多变，衣着添减尤宜谨慎，不能见暖便脱，要渐减渐增。俗话说得好：“吃了端午粽，才把棉衣藏。”

饮食：应多吃辛温升散之品，以助阳祛寒，如麦子、大枣、豆豉、葱、花生、香菜，不宜食生冷、酸、黏之物。

药物：应以宣畅调肝之品为主，如青皮、柴胡等，若服中成药，可选逍遥丸。

二、夏季养生术

夏季包括立夏、小满、芒种、夏至、小暑、大暑6个节气，相当于每年阳历的5、6、7月。此时炎暑酷热、暑湿交蒸，万物竞长，生机茂盛。人体则心火旺盛，脾胃较弱。

情志：应顺势向上向外，精力充沛，但要严守一个“静”字。静神则可宁心，静性可胜燥热。要清静快乐，正如俗话所说“心静自然凉”。切勿着急恼怒，免助暑热之邪。

作息：应晚睡早起。起床后要多活动，使体内阳气及时向外疏泄。但要量力而行，不能过度出汗，而且要防止汗出当风，活动后多饮矿泉水，不能马上贪进冷饮。也不要因汗冷浴，可以洗温水澡，每天1～2次为宜。起居切忌贪凉、露卧或睡着后用空调、风扇吹凉。

衣着：应单棉衣护身，要护心胸、腰腹，不能赤膊。衣服要勤换，尤其不能湿衣裹身，堵塞汗孔。

饮食：应多食消暑清凉之品，如西瓜、冬瓜、苦瓜、绿豆、小豆、乌梅等，不宜过分食用冰镇和肥甘厚味。

药物：应以补气养阴清暑之品为主，夏季炎热，人体气阴消耗较多，药王孙思邈和名医李东垣都主张以生脉散（人参、麦冬、五味子）煎汤代饮。目前，人参易党参已有成品生脉散，可以择用。另外，鲜薄荷、鲜荷叶、六一散（滑石、甘草6:1）均可煎汤代饮。

三、秋季养生术

秋季包括立秋、处暑、白露、秋分、寒露、霜降6个节气，相当于每年阳历的8、9、10月。此时气候干燥，开始转凉，风急气爽，万物收养。

人体阳气渐收，阴气渐长，津少血燥，肺气转旺，表阳内收，气机肃降。

情志：应收敛神情，切勿悲忧，无欲无张，不使神思外弛，保持心态安逸宁静，老人不能触景生情，年轻人应注意敬老爱老的美德，保持平静向内的心态，不急不躁，使阳气内收，缓和肃杀之气对人体的损害。

作息：应早卧早起。早卧以敛阴，早起以补阳。修炼以静功为主，熨目、叩齿嗽津、太极拳最适宜。居室要有一定的湿度，可以熏蒸陈醋保湿，又能预防感冒。活动不能过度，避免汗液外泄太多，并要及时补充水分。

衣着：应随时增减衣被，不能拘泥于“秋冻”，特别要强调暖足防寒，以免影响收养之道。

饮食：应选滋润生津之品，如芝麻、糯米、粳米、蜂蜜、乳制品，以及梨、菠萝等酸味果蔬，不宜食辛散生冷之物。

药物：应以润肺生津之品为主，可以多服“养阴清肺膏”。老年人秋季常常引发咳嗽宿痰，可以服一些“痰咳净”，痰祛常咳止。芦根煎水代饮，也是秋季生津的好饮料。

四、冬季养生术

冬季包括立冬、小雪、大雪、冬至、小寒、大寒6个节气，相当于每年阳历的11、12、1月。此时天寒地冻，草木凋零，万物伏藏。人体则阳气潜伏，腠理紧闭，保护体内元阳的生机，肾脏旺盛，发挥其封藏的职责。

情志：应伏藏于内，切勿显露于外，要思虑深藏，安静自如，以保护体内的阳气。

作息：应早卧晚起。日入而睡，日出而起，不能清晨出而深夜归，以避寒就温。睡眠不可被覆其头，睡床不可太热，被褥不可太厚，要随时热减冷加，以防热迫汗出，有损阳气。沐浴不宜过多，一周1次为宜，浴中不可大汗出，为防止浴后感寒，可饮一两盏酒保暖。临睡前可用温水泡足，可以活血通络、安神宁志而促进睡眠。冬炼应以室内为主，天气晴朗也可适量户外活动。特别要避免寒侵和过多泄汗，损伤阳气。

衣着：衣着应适宜，不能过厚，使机体能经常接收冷刺激，以增强对外界寒冷的适应力。应当“温足冻脑”，下肢保暖是保存阳气的关键，脑部发热是致病的根源，但“冻脑”不能挨冻，风大天寒，出门还宜戴帽。

饮食：应以温养保阴之品为主，如谷类、羊肉、木耳，不宜咸食。酒性温热，扶助阳气，畅通血脉，冬季少饮可以御寒。冬季虽可热食，但过热或辛燥炙煿反伤肠胃，耗损阴液，助长火炽。

药物：冬令是进补最佳季节，药物应以温阳补肾之品为宜。可选择各种药酒，也可自配，如用西洋参 100g、枸杞子 60g、生杜仲 60g、狗脊 60g、肉苁蓉 60g、冬虫夏草 5g、补骨脂 60g、怀牛膝 60g，泡黄酒或白酒 3 斤，两周后每晚服半两至一两，有壮肾强骨功效。也可选用“金匮肾气丸”或自制“当归羊肉汤”（羊肉或狗肉 1 斤，当归 100g 浓煎取汁，炖肉至烂，分次服食）。

房事以不过为度

房事不节造成伤身折寿，人所共知。

据对历史资料的统计，古代能查出生卒年龄的皇帝共计 209 人，其平均年龄仅 39 岁。这同皇帝的三宫六院、房事不节有密切的关系。而清代的乾隆皇帝高寿 88 岁，成为长寿皇帝，这同他“远房事，习武艺”的生活习惯密切相关。

通过对国内外长寿老人的调查也发现，他们大多对房事都有严格而规律的节制。

纵欲常常是脑中风、心肌梗死等老年病复发加重的主要诱因，这已被医学界所公认。但“禁欲”，特别是老年人禁欲也会损害健康，影响长寿。

国内曾对广西巴马县的长寿老人做过性生活的调查，发现他们和谐稳定的夫妻生活都保持得较长。正常的房事可疏散心情的忧郁和精神的压力而增寿。

房事的关键在于适度。那么此“度”如何掌握？

《素女经》认为："年五十者，二十一日一泄，年六十者，即当闭经，勿复更泄也。若体力犹壮者，一月一泄。"但房事次数并没有统一的标准和规定的限制，应当根据体质、年龄等因素灵活掌握。一般以第二天不觉疲劳、身心舒适、精神愉快为适度。

行房时要注意三忌：一忌酒醉。酒醉交接，常会伤肾耗精，其害无穷。二忌激情。情志剧变，气血逆乱，强行入房，必致积劳成疾。三忌春药。用春药者常奏烈性之效，痛快一时，后患无穷，绝不能图快于一时，贻害一生。当然组方合理的补肾壮阳药，助君一臂之力则不在此列。

如何告别"亚健康"

亚健康是指无器质性病变的一些功能性改变，它是人体处于健康和疾病之间的过渡阶段，是多种因素造成人体整体性的功能下降，气血功能紊乱、阴阳平衡失调、脏腑气机升降失常、情志不舒的一种状态。其主要表现是食欲不振、疲乏无力、情绪不稳、头晕胸闷、心悸失眠、关节疼痛等。沈氏女科主张从以下 4 个方面入手，告别亚健康。

善待压力：人之所以感到疲劳，首先是情绪使人的身体紧张。因此要学会放松，让自我从紧张疲劳中解脱出来，逐渐提高对外来刺激的承受能力，增强心理抗病能力。要确立切实可行的目标定向，切忌由于自我的期望值过高而无法实现。

均衡营养：合理均衡膳食是健康的基石。饮食是人们摄取营养，维持生命的重要渠道。《医学心悟》主张"莫食膏粱，淡食为最"，告诫人们要饮食有节，合理搭配，平衡营养，既要吃鸡鸭鱼肉蛋奶、山珍海味，更要吃粗粮、蔬菜、水果，这样才符合科学合理的均衡营养观念。饮食合理，疾病必少发生。

保障睡眠：睡眠和每个人的身体健康密切相关。专家研究，睡眠应占人类生活 1/3 左右的时间。过多睡眠会伤气，过少会损精耗神。而当今因工作或娱乐造成的睡眠不足，已成为影响健康最普遍的严重问题，值得引起高度警觉，应该横下心来保障足够的睡眠。

适当运动： 运动是人们养生健身的法宝。保持经常性的适度体育运动，也可扶助人体正气。华佗曾说："血脉流通，病不得生。譬如户枢，不朽是也。"但运动不要超过自身的承受能力，青壮年、体质好的人运动量可以大些，老年人宜量力而行。除了散步、慢跑之外，每天打太极拳、跳舞、做保健操或利用一些器械锻炼等，都可达到强身健体、扶助正气、告别亚健康的目的。

抗衰防衰　人人都能健康长寿

抗衰防老养生法，尤其适合中老年人。长生不老是空想，延年益寿可做到。

衰老是指机体衰退老化的表现。其主要特征有眼花耳聋、记忆力明显减退、反应迟钝、性格变怪、生殖能力明显减退、夜尿频多、消化功能下降、易疲劳、免疫力及抵抗力减弱、容易感染。从外貌看有白发、脱发，皮肤松弛起皱，肌肉萎缩，缺乏弹性，牙齿脱落，骨骼疏松，容易骨折，皮肤多处有老年斑，步态不稳，即所谓的"老态龙钟"。

一、造成衰老的原因

造成衰老的原因有 3 个：体质因素、环境因素、生活因素。

体质因素： 遗传，中医学称为"禀赋"，这是衰老的主因。女性的平均寿命要比男性高，而且男性可以把不良因素遗传给下一代，而女性则很少遗传。不良遗传因素可使后代造成许多遗传病，导致寿命缩短。经统计，父母双方寿命均长者，其子女的寿命也长。所以古人说"禀气厚则体强，体强则寿长；禀气薄则体弱，体弱则命短”。

环境因素：《黄帝内经》说过：“高者其气寿，下者其气夭。”就是说，地势较高、环境好、气候寒冷的地区有利于寿命的延长；而地势低、环境差、气候炎热的地区则有损于寿命的延长。故地理环境和气候条件，也是造成衰老的原因。

生活因素：后天生活起居的失度主要有饮食失节，饮酒过度，劳逸失调，情志失常，或房劳不节等情况，这是衰老的重要因素。

饮食失节主要是过饮、过食和偏食。不良的饮食习惯都能损伤脾胃，使人体代谢紊乱、均衡失常，滋生疾病而折寿。酗酒可使血管硬化，神经麻痹，损伤脾胃，危害健康。过劳过逸，都使作息失常，所以古人告诫：“不欲甚劳，不欲甚逸。”情志过激超出人体的调节限度，会引起气血失和，阴阳失调，免疫功能和神经功能紊乱而导致早衰，所以《黄帝内经》说：“百病生于气。”俗话说“纵欲催人老”，房劳不节，使肾精衰损，成为衰老的重要原因。因此，规律生活对抗衰老有重要意义。

二、抗衰防老养生效法

抗衰防老养生效法有调神、动体、节食、修炼、择药五法。

第一法调神。神指人的心理、心态、情绪、意识、思维等精神活动，调神即养神，其境界是“心神安定”，也就是在思想道德上追求不妄想、不妄为、不高傲、不贪欲、不烦恼。调神的关键在自我，自我宽心、自我克制、自我转移、自我疏导、自我解脱，都是行之有效的调神之法。在调神中，还应注意一个“乐”字，自得其乐，知足常乐，乐观向上，乐而心情舒畅，乐而心态平衡，乐而心神安宁，乐比悲好，乐比烦强，欢乐人生，岂能不长寿！

第二法动体。四肢、关节、肌肉、人体各部均应活动，动则抗衰，动则防老，正如《吕氏春秋》所言：“流水不腐，户枢不蠹。”

动体分自动和被动两类。自动者指自我锻炼，如古代的二十四式太极拳、五禽戏和八段锦等，现代的散步、慢跑、打球、爬山、骑车、游泳等。被动者指按摩推拿运动肢体各部。动体要遵循“动中求静，静中寓动，动静结合”的原则，动静都应适度，方能相得益彰而延年益寿。老子和庄子主张排除杂念，以静为主；《吕氏春秋》主张以动为主，动则活力，行气向上而抗衰老；孔子则主张动静结合，所谓：“动静以义，喜怒以时，无害其性。”运动是基础，静养是保障，只有静养才能精神饱满，运动后才会精力充沛，故动静相对，动静互用，一消一长，体动兼养，方能终其天年。

第三法节食。饮食养生简称“食养”，饮食可以维持生命，也可以贻害健康，故医圣张仲景在《金匮要略》中告诫人们：“凡饮食滋味，以养于生，食之有妨，反能为害。”可见节制饮食，也应视作抗衰防老的重要养生法。对中老年人来说应当注意3条：掌握宜忌（宜清淡熟软，忌熏烤煎煿）；戒烟少酒宜茶；食后三养（摩腹、散步、漱口）。

第四法修炼。修炼属于运动养生，修炼全身保健功法有12式。

（1）盘坐：两目轻闭，舌抵上腭，含胸直腰，意守丹田，自然呼吸，放松全身。

（2）目功：拇指微曲，两侧拇指关节处轻揉两眼皮各12次，再轻揉眉骨各12次，两目左右旋转各12次。

（3）鼻功：两大拇指背轻擦鼻翼旁，沿鼻根自上而下12次。

（4）齿功：上下齿叩24次，其力以轻轻作响为度。

（5）舌功：也称“搅海”。用舌在口腔内左右搅转各12次。所生的口津，分次小口咽下，咽时意守丹田。

（6）头功：手掌重叠按压头顶百会穴12次；双手示指按揉太阳穴12次；手掌按摩前额12次，经鼻侧下按至下腭，再反向上至前额各12次。

（7）耳功：两手按摩耳轮各12次，再用大鱼际压堵耳道，手指放在后脑部，用示指压在中指上滑弹后脑部，听到咯咯作响，连做12次，也叫“鸣天鼓”。

（8）项功：两手交叉抱住后项前压 12 次，中指压在示指上，点揉风池穴 12 次。

（9）肩功：左手掌按压右肩，右手掌按压左肩，以肩关节为中心，旋转按揉各 12 次。

（10）脊功：两手握空拳，上肢弯曲，肘关节呈 90 度，前后交替摆动 12 次，两手掌搓热，按擦腰部各 12 次。

（11）腹功：两手掌搓热，先用左掌绕脐顺时针圈状揉腹，由上腹至下腹 12 次，再用右掌逆时针揉腹 12 次。

（12）膝功：用手掌按揉同侧膝关节 12 次。

第五法择药。抗衰老的保健中药很多，但主要是补肾类中药。肾有阴虚、阳虚之别，但阴虚者居多，表现为腰膝酸软，心烦失眠，手足心热或出汗，故选择补肾滋阴药为宜，尤以药食同源，以食代药者最好，如枸杞子、山茱萸、山药、桑椹、龙眼肉、酸枣肉、何首乌、杜仲、西洋参等。中成药则以杞菊地黄丸（六味地黄再加枸杞子、白菊花），特别是胶囊剂最佳，既能滋肾，又可“去火”。

女子养生

上海沈氏女科对女子养生有独到之处，分述如下。

一、月经病养生重在养心

妇女以肝为本，肝藏血，心生血，月经不调同心肝的关系最密切。心志失衡，思虑恼怒，是造成月经不调的主要因素，故其养生重在养心。此处的养心指广义的心神，也就是重在心理养生。

心理养生的主要措施是制怒、避虑和防惊。怒则伤肝，造成情志不畅、气血逆乱，所以制怒是月经病养心的首务。女子常常多思善虑，时时多疑心重，多虑善忧，心境不佳，因而月经不调。一方面周围人要多关心、呵护女性，想方设法使其愉快。另一方面女性自身要保持清静，克服多思多虑，不宜前思后想，积极参加社会活动，做到每天有个好心情。

气血不足、运行不畅造成心神不宁、易生惊恐，这是月经不调的成因，所以调经必防惊。防惊者一避二调，尽量避免惊恐，受惊后则要迅速调整，及时回归常态。

二、带下病养生重在节食

带下病指带下增多，常见两类：一类是湿热下注，带下黄黏有味，可伴刺痒。二是脾胃虚弱，带下清稀无味，可伴疲乏。两类成因都跟饮食不节有关。过食辛辣肥甘、膏粱厚味造成湿热下注；暴饮暴食、过食生冷造成脾胃虚弱。因此，带下病的养生重在节食。

节食要遵循宜忌、定量、清素 3 个原则。

宜忌：忌食易产生湿热下注的辛辣肥甘、炙煿熏烤之品。有利于防治带下病的食品有薏苡仁、山药、茯苓、扁豆、莲肉、芡实、银杏、赤小豆。

定量：暴饮暴食损伤脾胃，也是造成带下病的主要原因。要强调养成饮食定时定量的良好习惯，尤其晚餐不宜过饱，宵夜也属不良的饮食习惯，要尽量避免。

清素：清素饮食并不是纯素饮食，素食常会造成营养失衡而产生包括带下病的各种疾患。适量荤食是饮食平衡的必需。清素饮食是指营养平衡，品种丰富，易消化、易吸收的饮食，如瘦肉、奶类、豆制品、绿叶蔬菜等。

介绍两个防治带下病的食谱。

（1）湿热下注证。

赤豆粥：赤小豆 100g、薏苡仁 100g 洗净，山药去皮切丁熬粥，加蜂蜜或食盐调味食用。

（2）脾胃虚弱证。

山药包子：山药粉、茯苓粉各 150g，面粉 350g，三者和匀酵母粉发酵；扁豆 500g，洗净水焯加适量肉末做馅，做成包子，蒸熟食用。

三、妊娠后养生重在防劳

妊娠后主要有 3 个病证，一是呕吐，二是浮肿，三是流产。3 个病证都跟劳累有关，所以妊娠后的养生重在防劳。

劳分为劳心、劳力两个方面。劳心指思想负担，多思善忧，一是怕胎儿先天畸形；二是怕产时痛苦，整天忧愁，精神抑郁。劳心者宜适度户外活动，如散步观景、琴棋书画，陶冶性情，分散注意力，乐观人生；也可看戏听乐，一则放松心情，二则实施胎教，一举两得。但要避免情节惊险、节奏强烈的刺激，以防更加紧张，加重劳心。劳力者指过度活动。一般妊娠前 5 个月强调以静为主，可小动，不可不动，采用室内踱步、床上做操、阳台散步等方式，达到小动防劳的目的。妊娠后 5 个月可以适当增加运动量，户外打太极拳、慢跑等，但切忌过度。

防劳还可辅助多种措施：橘子皮煎水代饮，防治妊娠呕吐；玉米须煎水代饮，防治妊娠水肿；仙鹤草、益母草、生黄芪、枸杞子、生杜仲、白扁豆煎水代饮防治流产。指针足三里，轻度揉压刺激也有防劳的辅助作用。

四、更年期养生重在抑躁

1. 调养法则

保持稳定、乐观的情绪和规律、正常的生活，积极参加体育活动。

合理安排饮食。要适当控制进食量，少食过甜和含脂肪高的食物，以防肥胖。同时，应多食高蛋白的食物，如鱼、瘦肉、豆制品、花生，多吃含钙高的食物，如乳制品、鱼、虾、蟹和蛋类，以增加人体含钙量，防止出现骨质疏松症。多吃含纤维素高的水果和蔬菜，如香蕉、梨、芹菜、韭菜、白菜，以促进肠蠕动，防止便秘。遵循这些法则就容易安度更年期。

2. 方药调治

妇女更年期容易出现苔薄黄、舌质红、脉弦数、烘热胁胀、头痛眩晕、烦躁易怒等症状。因此，治疗要清肝泻火，除烦抑躁，方以丹栀逍遥散加减。

同时结合现代研究成果，增加调整大脑皮质中枢的石菖蒲、郁金和调整内分泌功能的蛇床子、菟丝子、女贞子、川续断等，以增加疗效。

3. 食疗保健

合欢茶：合欢花、白菊花各30g，绿茶1撮，沸水冲，当茶饮。能疏肝解郁，调整心情，可以长期服用。

枸杞菊花粥：枸杞子20g，白菊花20g，粳米50g，白糖少许，共煮成粥，能补肾清肝，可以经常食用。

地黄枣仁粥：酸枣仁30g，生地黄30g，大米100g，共煮成粥。适用于五心烦热，面热汗出，耳鸣腰酸，烦闷易怒，口苦尿黄，多梦便干等症。

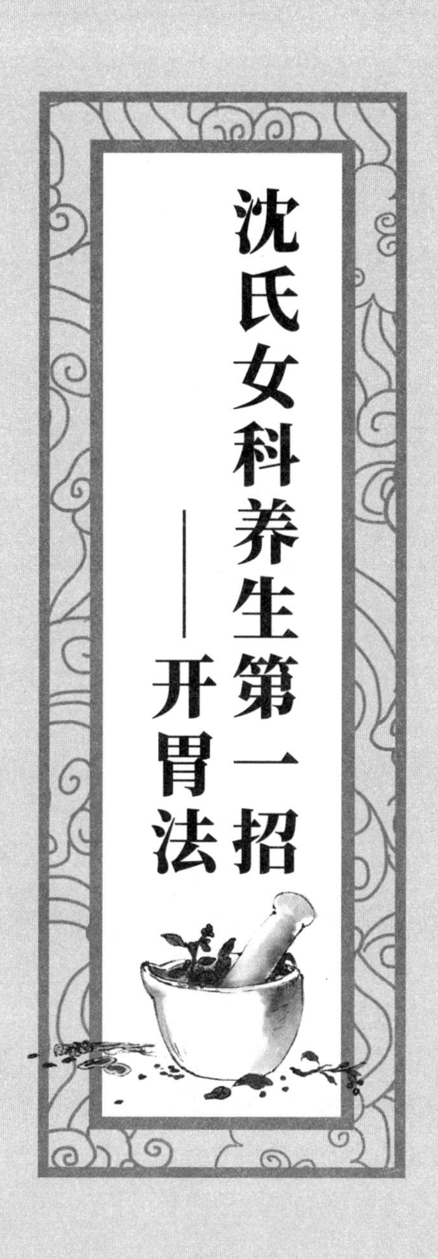

沈氏女科养生第一招——开胃法

“胃气为本”是取效之道

“胃气为本”出自《素问·平人气象论篇》。《灵枢经·五味》也说：“五脏六腑皆禀气于胃。”从生理上讲，胃气代表人体的消化吸收功能，是人体抗病能力的标志。在病理上讲，“有胃气则生，无胃气则死”。所以保护胃气是防病、治病的首要。

养生、治病首先要注意“胃气”，也就是把开胃纳谷放在首位。胃口不好，也就是中医的“纳呆”，可造成两个后患：一是影响消化吸收，降低抗病能力；二是再对证的汤药，由于纳呆影响吸收也会降低药效。因此在投药前必须问一问患者的胃口。如见纳呆，则要分清两类证情来投药，使患者能够开胃纳谷。

一是苔腻纳呆，属于湿阻中焦，宜芳香开胃，投温胆汤、保和丸化裁。以竹茹、枳壳、云茯苓、陈皮、石菖蒲、郁金、莱菔子、焦三仙、木香、蒲公英、连翘、生牡蛎为主。

二是苔薄纳呆，属脾不健运，宜健脾开胃，投香砂六君子汤、养胃汤化裁。以党参、炒白术、云茯苓、陈皮、木香、砂仁、乌梅、芦根、生杜仲、生白芍、车前草、生山楂为主。

经芳香开胃或健脾开胃施治后，患者食纳振奋，消化吸收功能恢复。然后再根据病证投以辨证论治方药，其疗效必定大增。故治病要注意“胃气为本”，不可一味辨证论治而疏忽胃气之重要性。

笔者曾经治疗一位气虚血瘀的脑血栓患者，姓李，68岁，发病1个半月，CT提示右侧脑室血栓，左侧半身不遂，神疲气短，患肢麻木无力，纳呆便干，苔薄白腻，脉象细滑。治以益气活血，投补阳还五汤并服大活络丹共14剂，肢体不遂未见起色。再诊舌苔见黄腻，考虑苔黄、大便干、脉滑为痰浊热化的表现，于是改投温胆汤和保和丸合剂，专治苔腻纳呆。7剂后苔退纳振，再投原方补阳还五汤，1个月后下肢可以步履，麻木大减，上肢活动仍差，但肌力增加一级。续服两个月并配合针灸，左侧半身不遂明显改善，生活可以自理。从这个实例中可以看出保护和振奋胃气的重要性。

在这儿介绍一张家传药方“健脾开胃散”。

健脾开胃散：焦山楂、谷芽、麦芽、神曲各10g，等量研粉，每次冲服3g，每日1～2次。

本方可以帮助消化，专开胃口，也能祛痰，老少皆宜，男女都能用。

舍症从舌　凭舌苔“一锤定音”

中医通过望、闻、问、切四诊，收集临诊资料，通过分析归类，以确定诊断，辨明病因、病机、病位、病势并预测病性变化顺逆，从而制定相应的理、法、方、药。所以四诊是中医辨病的手段和辨证的依据。它可辨病定性、辨证分类，以及识别病证之轻重顺逆，这便是四诊在诊断学中的价值。

四诊主要由患者及其家属的主观感觉及诉述，结合医者收集的临床病变资料来确定，所以有较大的主观性和随意性，也就难免掺杂“水分”，直接影响诊断的精确度。

四诊中唯独舌诊最为直观和客观，可以“一望而得”，是四诊中的关键。因此当病情真假难辨、症情错杂、难以辨证时，可以“舍症从舌”，以舌诊的定性为金标准，“一锤定音”。但应避免因光线的影响、目测的差异及染色、饮食等因素而产生的误差。

沈氏女科舌诊主要通过看舌苔察胃气：观其颜色，黄苔属热，白苔属寒。观其厚薄，厚苔属实，为痰湿或食阻；薄苔属正常，或表证，或气、血、阴、阳之虚证。

“痰浊”是养生的大敌

“痰浊”乃百病之首，它既是病因又是病理产物。其称始见于《金匮要略》，该书专有《痰饮咳嗽病脉证治》篇，将痰饮合称。至《景岳全书》首先区分了痰和饮：“虽曰同类，而实有不同也……饮清澈而痰稠浊，饮惟停肠胃，而痰则无处不到。”并提出痰浊为脏腑的病理产物：“痰即人之津液，无非水谷之所化……若化失其正，则脏腑病，津液败，而血气即成痰涎。”辨证上分清虚实两类：“痰有虚实，不可不辨。”“脾家之痰，则有虚有实。”“肾家之痰，则无非虚耳。”治疗上抓本：“如因风因火而生痰者，但治其风火，风火息而痰自清也；因虚因实而生痰者，但治其虚实，虚实愈而痰自平也。”《医宗必读》主张脾失健运则生痰浊：“脾土虚湿，清者难升，浊者难降，留中滞膈，聚而生痰。”《医贯》认为肾亏生痰：“阳虚则水湿聚痰。”“火衰则失运生痰。”“阴虚则灼津为痰。”《医门法律》则提出肺失治节也可聚痰：“肺主气，行营卫，布津液，水邪入之，则塞其气道，气凝则液聚，变成涎沫。”

综合以上5部医著的观点，痰浊的形成在于肺、脾、肾、三焦的水液代谢异常（肺失宣降，津液不布；脾失健运，水湿停留；肾失蒸化，水不化气；三焦不通，水气互结），加之气滞、寒凝、湿聚、火热煎熬，凝聚而成痰浊，停于三焦各部。

痰浊分有形与无形、狭义与广义之别。有形狭义者即“肺为贮痰之器”，所指之痰为风、热、寒、湿、燥五痰。无形广义者即“脾为生痰之源”，所指之痰为痰迷心窍、痰蒙清阳、痰停少阳、痰凝咽喉、痰阻中焦、痰注四肢和痰窜经络七部。《丹溪心法》提出“怪病多属痰”，《景岳全书》认为“痰生百病”，临床不少疑难杂病、怪病从痰论治而奏效。

近代由于饮食结构的改变、生活节奏的加快、竞争压力的加重、气候环境的恶化等因素，使痰浊致病率有明显的增加，因此“痰浊乃百病之首、养生大敌”的说法并非过分和夸大，恰恰切中临床实际。

痰浊的辨证论治分局部肺痰（寒、热、燥、湿）和全身流痰（痰迷心窍、痰停少阳、痰阻中焦、痰窜经络、痰注四肢）。

沈氏女科提高祛除痰浊疗效有4条经验。

1. 辨有形痰的寒热

局部肺痰主要辨清寒热，这直接关系用药的药性。寒痰宜温肺，热痰要清肺，治疗截然不同。辨痰寒热的传统经验是以痰色来分，白痰为寒，黄痰属热。但在临床绝非如此，有时白黏痰用温肺药后，反而痰恋咳重，病情发展，而改投清肺之品则获得缓解。因此，辨痰寒热的关键不在色而在质。一般稀薄容易咯出为寒，黏稠不易咯出属热，痰色仅供参考。

治痰不离三子养亲汤，视寒热之别而变化加减。寒痰用苏子、莱菔子和芥子；热痰用苏子、莱菔子和葶苈子。苏子、莱菔子寒热均用，区别在于芥子和葶苈子。有时为增药力，寒痰时可配法半夏和苦杏仁，热痰时可加全瓜蒌和海蛤壳。

2. 治有形痰的前提

“生痰之机，不离脾胃。治痰之则，必须燥脾。”局部肺痰不论寒热燥湿都应以二陈汤为基本方。其中以橘红代替陈皮，以增祛痰之力；半夏视寒热而斟量，燥热者应减量。

3. 抓无形痰的主症

全身流痰，其定性有6个主症，即头重、胸闷、口黏、纳呆、苔腻、脉滑。其中尤以苔腻为关键，但见苔腻一症即可定性为全身流痰，所谓“舍症从舌”。无形痰的治则为祛痰、豁痰、涤痰，以温胆汤为主方，其中竹茹、枳壳、云茯苓、陈皮4味必用，为主药。

4. 疗无形痰的加味

顽痰不化：苔厚腻，症状重，佐逐痰法，选加茵陈（后下）、生龙骨、生牡蛎、海蛤壳、沉香、大黄、礞石。

食痰难消：纳呆食臭、脘腹胀痞，佐消导法，选加莱菔子、鸡内金、焦三仙、木香、连翘。

风痰蒙窍：痉厥、抽搐、昏仆，佐息风法，选加僵蚕、钩藤、天麻、珍珠母、羚羊角粉。

痰火扰心：神志病、尿黄，佐清心法，选加黄连、栀子、竹叶、生龙骨、生牡蛎、石菖蒲、郁金、琥珀。

痰瘀互结：肿块、麻木，佐活络法，选加地龙、赤芍、川芎、丹参、水蛭、山慈菇、夏枯草、浙贝母、玄参、生龙骨、生牡蛎。

虚痰夹杂：先祛痰后补虚，祛痰时不伤正，补虚时不恋痰。

肺虚：选加生黄芪、沙参、百合、阿胶珠、云茯苓、生薏苡仁。

脾虚：选加党参、白术、山药、白扁豆、白蔻仁。

肾虚：选加生地黄、天麦冬、补骨脂、肉桂、沉香。

腻苔不能刮除　消苔简法

腻苔无论厚薄均主实邪，多见为痰浊，也有食阻。黄腻者痰热或食阻热化，临床常见；白腻者痰浊或食阻寒化，临床少见。痰浊和食阻是实邪致病中的重要病因，也是病理产物。由于“胃气为本”，痰浊、食阻均会影响中焦脾胃的运化吸收，加之中医汤剂治病，主要由脾胃吸收，发挥药效。临床见到腻苔如不及时祛除，一则病势多变，二则影响药效发挥。腻苔的危害显而易见。

腻苔不能刮除，一则损伤舌头上的味蕾，另外也不便医生察舌，容易造成假象。

纠正腻苔应以温胆汤合保和丸化裁，主要的药味有竹茹、枳壳、云茯苓、陈皮、莱菔子、焦三仙。黄腻化热宜选加连翘、蒲公英、桑白皮之类。白腻寒化宜选加半夏、木香、厚朴之属。还应配用透窍行气的石菖蒲、郁金，分利两便的车前草、决明子。这是第一步。

投之腻苔不退，可以“三竹”换用，便干热盛将竹茹改用天竺黄，痰多咳促改用竹沥水。这是第二步。

不效再加茵陈15g（后下），泽泻10g，以增利湿祛痰之功。这是第三步。

再不效，加入散结的海藻15g、昆布15g。这是第四步。

腻苔依然不退，最后可加软坚的生龙骨30g，生牡蛎30g，海蛤壳30g。

胃炎养生法

胃炎是当今社会的多发病，患者逐年增加，且有不断年轻化的趋势，分急性和慢性两种。急性胃炎常在暴饮暴食或酗酒后数小时至一日内发作，上腹部不适，有压迫感，嗳气疼痛甚至呕吐、呕血。慢性胃炎又分浅表性和萎缩性两种，浅表性胃炎一般感觉上腹不适、钝痛、消化不良、日渐消瘦。萎缩性胃炎自觉烧心、胃酸减少，容易转成胃癌。慢性胃炎大都是幽门螺旋杆菌长期持续感染的结果。

沈氏女科以虚实分两类。

食积停滞：暴饮暴食，偏食辛辣油腻，过度饮酒等，表现为上腹部胀满，爱打臭鸡蛋味的饱嗝，泛酸厌食，呕吐不消化食物，排便奇臭，舌苔厚腻，脉象滑数。由于饮食不节，损伤脾胃，不能运化，食积停滞所致。

脾胃虚弱：高龄或久病，脾胃虚弱而上腹部隐痛，喜温喜按，疲倦乏力，甚至手脚发凉，大便稀溏，舌苔薄白，舌质淡胖，脉象沉细。由于脾胃运化无力，中焦虚寒所致。

饮食入口首先到胃，胃黏膜血管丰富，承担对食物的消化、贮存、运送功能，饮食不节是引起胃炎的首要原因，所以用“病从口入”来形容胃炎十分恰当。相反，防治胃炎用“病从口出”也十分形象，调整膳食是胃炎养生的重要手段。

胃炎膳食养生的“五要五不要”。

要节制饮食，不要暴饮暴食、食无定时。

要细嚼慢咽，不要进食过急、粗嚼快咽。

要清洁卫生，不要进食变质、污染不洁。

要精细清淡，不要肥甘辛辣、烧烤厚味。

要减酒戒烟，不要酗酒浓茶、夜宵过饱。

一、胃炎的辨病进膳

1. 急性胃炎

消除病因，停食一切对胃有刺激的食物和药物，如过咸、过热、过凉、过硬、过粗、过辣、过酸的食物，以及阿司匹林、水杨酸类、吲哚美辛、磺胺类、红霉素、四环素、利血平等药物。急性发作时要暂时禁食，让胃得到休息，应用静脉输液维持营养。禁食 1 ～ 2 天后，逐渐进半流食和易消化食物。多进米汤，特别推荐糯米、藕粉、蛋羹、肉松、鱼汤，还有冬瓜、扁豆、藕、百合、山楂、杨梅、大枣、果冻等，少进易产气的牛奶、豆类等食品。要大量饮水，每天水量保持 2000mL 以上，要少量多餐，每日可进餐 5 次以上。

2. 慢性胃炎

进食以清淡、松软、易于消化为原则。以面食、稀粥、软米饭为主，副食以鱼肉丸、肉类浓汤、西红柿、茄子、苹果、天然果汁、清茶等为好。胃酸多时，选用牛奶、豆浆、菜泥、碱性面食；胃酸少时，选用酸味水果、酸味调味品等。不宜多进腌渍和熏烤食品及咖啡和浓茶。

二、胃炎的据性选食

1. 新鲜水果

（1）性温的水果有橘子、荔枝、桂圆、樱桃。其有健脾益气、温中养胃的作用，宜予脾胃虚弱者，忌予内热痰浊者。

（2）性凉的水果有梨、柑、橙、柚子、柿子、李子、枇杷、香蕉、凤梨、西瓜、甘蔗、荸荠、猕猴桃、柠檬、橄榄。其有清热除烦、益胃生津的作用，宜予胃热伤阴者，忌予虚弱寒重者。

（3）性平的水果有桃、杏、石榴、无花果、葡萄、杨梅、乌梅、苹果。其能健脾养胃、生津止泻，宜予脾胃虚弱、纳差便溏者，忌予痰浊内热者。

2. 新鲜蔬菜

（1）性温的蔬菜有韭菜、葱、大蒜、辣椒、香菜、薤白、芥菜、南瓜。其有温中通阳、开胃消食的作用，宜予脾胃虚弱者，忌予阴虚火旺者。

（2）性凉的蔬菜有萝卜、白菜、芹菜、菠菜、荠菜、蕨菜、黄花菜、竹笋、茭白、藕、地瓜、马兰头、枸杞苗、茄子、葫芦、冬瓜、黄瓜、丝瓜、苦瓜、海带、发菜。其有清热祛痰、开胃消食的作用，宜予胃热痰浊者，忌予脾胃虚寒者。

（3）性平的蔬菜有胡萝卜、卷心菜、蒿菜、土豆、木耳、香菇。其有健脾益气、生津和胃作用，宜予脾胃虚弱、纳差便溏者，忌予痰浊中阻者。

3. 禽蛋肉类

（1）性温的食物有鸡肉、羊肉、狗肉、牛肉、狗鞭、羊肾、羊乳、猪肝、猪肚、鸡肝。其有健脾暖胃、益气生血的作用，宜予阳虚寒重者，忌予阴虚火旺者。

（2）性凉的食物有兔肉、蛙肉、羊肝、猪髓、猪皮。其有健脾养胃、清热解毒的作用，宜予虚弱有火者，忌予脾胃虚寒者。

（3）性平的食物有乌鸡、鹌鹑肉、鸭肉、鸽肉、猪肉、猪心、猪肾、猪蹄、牛肚、牛肝、牛奶、鸡蛋、鸽蛋、鸡血、鹅血。其有补肝肾、益气血的作用，宜予肝肾不足者，忌予痰浊寒重者。

4. 水生食品

（1）性温的水产品有鲢鱼、草鱼、青鱼、黄鳝、带鱼、海参、海虾、淡菜。其有补脾暖胃、益肾助阳的作用，宜予阳虚血亏者，忌予阴虚火旺者。

（2）性凉的水产品有螃蟹、蛙肉、螺蛳。其有清热滋阴、凉血除烦的作用，宜予阴虚火旺者，忌予脾胃虚寒者。

（3）性平的水产品有鲤鱼、鲫鱼、墨斗鱼、黄鱼、鲳鱼、鲈鱼、鳗鱼、海蜇、龟肉、鳖肉、牡蛎肉。其有益胃平肝、润肺补虚的作用，宜予胃弱食少者，忌予痰湿中阻者。

三、胃炎的辨证食谱

1. 食积停滞

阴阳萝卜条：白萝卜、胡萝卜各250g，洗净切条，沸水中焯透捞出，在盐水中浸泡1小时，捞出沥水。佛手20g、陈皮20g，煎两次取汤，倒入萝卜条煨软入味，加调料放入盘中，锅中汤汁加生薏苡仁粉勾芡，浇在萝卜条上，淋香油食用。

大麦芽茶饮：大麦芽50g，神曲30g，洗净煎水代茶饮。

莱菔大米粥：莱菔子30g，炒后研末，加入大米200g，熬粥食用。

莲花白浓汤：莲花白500g，洗净撕小块，放锅内煮沸待熟，入砂仁20g，开锅即可喝汤。

2. 脾胃虚弱

百合白菜粥：卷心菜100g洗净切丝，百合50g洗净，加糯米、薏苡仁各100g，洗净煮粥，先入百合，再入卷心菜，熬烂后加调味食用。

清蒸茶鲫鱼：鲫鱼1条洗净，芡实、绿茶各20g，放入鱼肚中，放在盘中加调料清蒸，熟透食用。

赤小豆炖牛肉：牛肉250g，洗净切块，赤小豆200g、花生仁150g、芡实100g、大蒜100g，洗净加调料跟牛肉同炖至烂熟食用。

蜜汁土豆泥： 土豆250g，去皮洗净煮烂，拌入蜂蜜适量食用。

健脾八宝汤： 芡实、茯苓、山药、莲肉、薏苡仁、白扁豆、枸杞子、赤小豆各10g，洗净煮汤，熟后喝汤。

胃炎患者的自我按摩可用指针。指针是用拇指指腹在穴位上做按揉的方法。穴位可以选用上脘、中脘、天枢、气海、关元、合谷、内关、手三里、足三里。每个穴位指针5～10分钟，有酸胀麻感后揉压，每日1～2次。

也可用手掌按于脐中，另一手掌压于此手掌背上，顺时针打圈按揉30次，再逆时针打圈按揉30次，每日1～2次。

四、治胃炎的中成药

治疗胃炎的中成药琳琅满目，品种甚多，但中医取效的关键不在“病”而在“证”。因此，中成药的选用必须据证服用，否则将直接影响疗效，甚至会出现不良反应。根据上述两个证类，介绍常用的、有效的、有售的中成药和服用指南。

1. 食积停滞

（1）保和丸或加味保和丸，系小水丸。每次6g，每日两次，或在每餐后即服6g。

（2）山楂化滞丸，系蜜丸。每次1丸，每日两次。

（3）香果健消片，系片剂。每次5片，每日两次。

（4）大山楂冲剂，系颗粒剂。每次1袋，每日两次。

2. 脾胃虚弱

（1）附子理中丸，系蜜丸。每次1丸，每日两次。

（2）黄芪建中丸，系蜜丸。每次1丸，每日两次。

（3）温中健胃丸，系小水丸。每次3g，每日两次。

（4）开胃健脾丸，系小水丸。每次3g，每日两次。

溃疡病养生法

溃疡病主要发生在胃和十二指肠，表现为饥饿痛，稍进食痛就缓解，而且有胃酸，严重时会出血，这时大便呈柏油色。

饮食调养要适时定量，少食多餐，每日可进餐 5 次以上，使胃中经常保持适量食物以中和胃酸，利于溃疡面的愈合。避免刺激性食物，如促进胃酸分泌的浓肉汁、烈性酒、浓咖啡、粗粮、韭菜、芹菜，产生气体使胃扩张的豆类、生葱、生蒜、生萝卜等。烹调方法以蒸、煮、炖、烩为主，不宜熏、炸、腌、拌。饭吃六成饱；饥饿时服牛奶，既充饥又可中和胃酸；吃饭时要细嚼慢咽，避免急食；饭后应当休息散步 1 小时；切忌边工作边吃饭。

一、溃疡病的心理调养

精神因素与溃疡病的发生关系十分密切。性格激动、嫉妒怨恨、办事细心、神经过敏、压力过度、情绪紧张的人容易患病。因此把溃疡病称作“心因性疾病”或“身心疾病”。所以，在溃疡病的养生中，心理调养十分重要。可以采取“一静二导三制”的方法，这是溃疡病心理调养行之有效的良策。

一静：保持宁静的心态。对己不要苛求，要求和目标不能定得过高，期望值不要过大。对人不要嫉妒，要宽容，要包涵，不能斤斤计较，友善交友，多学长处。对事不要过分认真，要全面分析，常态处事，大事认真，小事含糊，少生悲观，多想转机。一个“静”字却能避免精神刺激，稳定情志心态，心平气和，则溃疡病的病因就能去其大半。

二导：要学会善于疏导情绪。遇到挫折时要暂时放下，暂时回避，做些喜欢的事情，转移困境，切忌垂头丧气，苦思冥想，不能解脱。遇到烦恼时，要自得其乐，用娱乐的方式加以解除，或者找师长、知己倾诉一番，或者找空旷之处，高喊高歌，把烦恼疏泄出去，切忌耿耿于怀，心烦意乱，更忌做出不理智的举动，以免烦上加烦，不能自拔。

三制：七情致病，首害是怒，制怒是心理调养的要务。怒者伤神，怒能耗气。愤怒不平，病情加重，与其事后后悔，不如事前自制。

溃疡病的心理调养还有一个关键就是要克服“恐癌”心态。溃疡病转成癌症的发生率大约为6%。转成癌症有6个信号：消化不良，烧心，胃痛，常在进食后加重；食欲减退，明显消瘦疲劳；腹泻或便秘；餐后恶心或呕吐；黑便或便血；呕血。其中特别注意明显消瘦和出血两个信号。

预防癌变可有6个措施。

（1）放松紧张，不可“谈癌色变”，溃疡病能癌变但不是必定癌变，大部分是可以防止的，精神紧张却是癌变的重要原因。

（2）每年1次胃镜检查，可以早发现、早治疗、早手术，预后较好。

（3）癌变的罪魁祸首是幽门螺旋杆菌，杀菌的中西医药物都较有效，比如中药的蒲公英、连翘、黄连，西药的抗生素等。

（4）血清硒含量高，可预防癌变。含硒量高的食物有大蒜、芹菜、蘑菇、芝麻、动物内脏、鱼虾、甲鱼等，可以多食。

（5）足量的维生素C，可阻断亚硝胺等致癌物质的产生。含维生素C多的食物有柑橘、橙子、西红柿、猕猴桃、枣、菠菜等，可以多食。

（6）叶酸能阻止癌前病变的进展，富含叶酸的食物有菠菜、西红柿、卷心菜、菜花、动物的肝脏及肾脏，可以多食。

二、乌贝散消溃疡病

溃疡病包括胃或十二指肠，常以胃痛泛酸为主要症状。由于胃内湿润，较难愈合，故溃疡病以制酸和保护黏膜为要。沈氏女科有家传效方“乌贝散”：制酸用乌贼骨15g、凤凰衣3g；保护黏膜用白及10g；清热解毒，消痈散结用浙贝母10g、蒲公英10g；热性反佐，健胃止痛用甘松3g；共6味药研为细末，装入1号胶囊（0.3g），每次5粒，每日两次。

冠心病膳食养生祛痰浊

以往对冠心病的认识、养生、治疗重点均放在“瘀血”“气虚血瘀”或“寒凝”上，而疏忽“痰浊”。20世纪以来，随着人们生活水平的提高、工作节奏的加快、饮食结构的改变、脂肪的过量摄入及气候环境的恶化与污染，冠心病的中医证类谱发生重大改变，“瘀血”少了，“痰浊”多了。沈氏女科曾做过1260例的证候学调研，发现“瘀血证类”仅占17%，而“痰浊证类”却占63%。所以冠心病应当重视和提倡从痰论治。

长期劳逸失度、养尊处优、好逸少动者，往往会形成痰浊体质，其血液往往处于“黏浓凝聚”状态，而且体重超标。血黏和肥胖均是冠心病的易患因素，这两项均有流行病调研报告：40岁以上人群的冠心病发病率同劳动强度呈反相关，车间内每天往返行走约30公里的纺织女工仅为3%，而出海作业、劳动强度更大的渔民仅为2.56%；35～44岁的男性体重超标10%，冠心病发病率可增加38%，而体重超标20%，冠心病发病率则可增加到86%。

七情过激也是产生痰浊的主因。另外，痰浊的形成跟季节、地域也有关。长夏主湿，南方多雨，均可滋生痰浊。而冠心病的发病高峰之一出现在每年7、8、9月的阴雨多湿季节。

从病理基础来看，现代血液生化学研究表明，血清三酰甘油、低密度脂蛋白、胆固醇明显增高，高密度脂蛋白降低可造成脂质沉积在血管壁的内膜下，引发冠状动脉血管内膜的内皮细胞破损导致内膜增厚硬化，血栓瘀堵，血管内径变窄而发生冠心病。痰浊证类的冠心病符合这种病理改变。

以上都表明冠心病与痰浊密切相关，沈氏女科总结出有效祛痰中药共18味：全瓜蒌、薤白、半夏、竹茹、天竺黄、枳壳、桔梗、浙贝母、海藻、昆布、莱菔子、石菖蒲、郁金、苍术、陈皮、云茯苓、茵陈、泽泻。

饮食不节是冠心病的重要诱因，所以食养祛痰在冠心病的防治中有重要的临床价值。

一、冠心病的膳食原则

冠心病患者的膳食要限制膏粱厚味、炙煿煎烤，提倡清淡软熟，不能暴饮暴食，饥饱无常，应当定时定量，少食多餐；要禁烟少酒，提倡饮茶；三餐合理，早餐要吃，午餐要好，晚餐要精，合理调配，食宜多样。

现代研究已经证实：谷类含有糖类和蛋白质，肉类含有蛋白质、脂肪，蔬菜、水果含有维生素和矿物质，这些食物互相调配，互相补充，能充分满足人体对营养的需求；讲究卫生，食宜有节。孔夫子曰“食不厌精，脍不厌细”，确实是食养的座右铭。

患者的饮食要特别注意新鲜、精细和清洁；讲究温热熟软，食宜少缓，以“热不炙唇，冷不激齿”为度。进餐要细嚼慢咽，切忌吞、囫、噎、嗝，要注意三多三少，食宜清淡。三多者蛋白质多、维生素多、纤维素多；三少者糖类少、脂肪少、咸盐少。

进食要讲究轻松愉快，食后宜养。孔夫子在《论语》中提倡“食不语”，就是进食时要专注，切忌边看书报边进食，心不在“食”，更不可在千思万绪、争吵辩论中进食，以防大伤“食”味。药王孙思邈告诫人们：“饮食即卧，乃生百病。”食后养生，实属必要，其法有三：一为食后摩腹，二为食后散步，三为食后漱口。

有人误解，只吃全素便可预防冠心病的发生。殊不知全素者有三大危害：一是血脂肪酸含量虽低了，但血中的血栓素、血小板凝集素等高了，而这些生化物质都能促使血栓加速形成和冠状动脉粥样硬化；二是全素者缺乏铁和钙的摄入，造成贫血和骨质疏松症，这也是冠心病的连锁病因；三是全素食物烹调时使用植物油过多，也可造成并加重冠心病。有人曾做过调查，全素的僧人并非长寿，冠心病的发生率并非明显降低。

二、冠心病的三类选食

第一类随意多食，如谷类，尤其是粗粮、豆类及其制品，瓜类，蔬菜中的葱头、大蒜、绿豆芽、扁豆、菜花，菌藻类中的蘑菇、木耳、海带、紫菜，以及茶叶。

第二类适当进食，如瘦肉（猪、牛、去皮家禽肉）、鱼类、植物油（豆油、玉米油、花生油、橄榄油）、去脂乳及其制品，鸡蛋每周 2 ～ 3 个。

第三类少食或忌食，如动物脂肪、肥肉、脑、骨髓、内脏、蛋黄、兔肉、软体动物及贝壳类、糖，特别是巧克力。

三、防治冠心病的有效食物

低铬低锰是动脉硬化的因素之一，含铬锰量高的食物有粗制糖、糙米、小麦、黄豆、萝卜缨、胡萝卜、茄子、大白菜、扁豆。

低镁常常使心肌兴奋性增高，诱发心律失常，高镁食物有花生、核桃、牛奶、绿叶蔬菜、鱼、肉、海产品。

碘可防止脂质在动脉壁上沉着，海带、紫菜含碘量高。

锌可抑制镉对心肌的损害，谷类、豆类、坚果、海味、茶叶含锌量高。

维生素C可增强血管弹性，绿叶蔬菜、水果，特别是猕猴桃、刺梨、红枣、山楂、柑橘含量高。

维生素B6降血脂，含量高的食物有谷类的外皮、绿叶蔬菜、猪肝、酵母、肉、鱼、蛋、牛奶、豆类及花生。

还应当提倡食用硬水，特别是矿泉水，其中含钙镁量高，有利于心肌的代谢。

沈氏女科归纳了对防治冠心病有效的食物：葱、蒜、韭菜、薤白、姜、胡萝卜、玉米油、花生、葵瓜子、荞麦、大枣、豆类（尤其是黄豆）及豆芽、木耳、海蜇、海带、紫菜、鲤鱼、椰子、香蕉、山楂、莲肉、醋、蜂蜜等。

四、冠心病的食谱安排

冠心病患者主副食的选配很有讲究。其中主食以玉米、燕麦、荞麦、大豆、小米、标准粉最好，粗粮为优。肉类以瘦肉型的猪、牛、兔肉和去皮的鸡鸭肉，特别是鱼肉、海参、海蜇为佳。副食以豆类制品，特别是豆浆为佳。还可选用胡萝卜、西红柿、蒜、洋葱、芹菜、苋菜、扁豆、木耳、蘑菇、海带、紫菜。烹调油以玉米油、橄榄油最宜。水果以苹果、香蕉、柑橘、柿子、山楂、红枣最好。进餐时还可少饮灵芝丹参酒（灵芝、丹参各30g，泡干红葡萄酒500mL），饭后1小时饮茶对冠心病也很有利。

五、冠心病的辨证施膳食谱

1. 痰浊闭塞证

（1）薤白头（参考《便民食疗》）。薤白头250g去皮，泡入米醋500g，1周后当小菜食用。

功能：祛痰宽胸。

（2）蒜醋鲤鱼（参考《食医心镜》）。鲤鱼1条洗净切块，煎黄，加入姜、蒜泥，米醋调味，炖熟食用。

功能：祛痰消肿。

2. 心气虚损证

桂心红枣粥（参考《食医心鉴》）。肉桂3g，红枣30g，桂圆10g，山药15g，薏苡仁30g，芡实30g，莲子肉10g，百合10g，洗净熬粥，一天食用。

功能：补气强身。

3. 心阴不足证

黄精地黄鸭（参考《便民食疗》）。鸭1只洗净剖腹，黄精30g，生地黄15g，煎两次取汁，山药15g，莲肉15g，红枣10g，填入鸭腹，用药汁炖鸭至熟，喝汤食肉。

功能：养阴止悸。

4. 心血瘀阻证

（1）山楂饮（参考《食物与治病》）。生山楂30g，桂心3g，共煮浓汁，加蜂蜜适量饮用。

功能：化瘀降脂。

（2）桃仁粥（参考《饮膳正要》）。桃仁去皮尖 100g，莲子肉 50g，银耳 30g，薏苡仁适量，熬粥食用。

功能：活血通便。

5. 寒凝心脉证

当归羊肉汤（参考《金匮要略》）。当归 15g，生姜 10g，羊肉 200g。羊肉洗净切块，当归、生姜洗净入砂锅加作料，文火炖 1 小时，食肉喝汤。

功能：温肾祛寒。

6. 气滞不舒证

香橼佛手浆（参考《食物与治病》）。香橼、佛手各两个，洗净切碎，加蜂蜜 150g，炖至熟烂食用。

功能：理气解郁。

高血压病开胃祛痰法

研究表明，有 8 种人容易患高血压病：中老年人群中有 60％以上的人患高血压病，其中父母有高血压病史的，其子女患高血压病的概率可达 30％，而父母没有高血压病史的，其子女患高血压病的概率仅为 1/10。情绪激动、精神紧张、脾气暴躁、过分焦虑的人容易患高血压病。体重超标和肥胖的人容易患高血压病。饮食过咸的人，每日摄入食盐超过 20g，钠盐过多、血管阻力增加，容易患高血压病。长期大量吸烟的人心率增快，容易患高血压病。长期酗酒的人容易患高血压病。生活懒散、贪睡熬夜、缺乏运动的人容易患高血压病。血糖、血脂升高的人患高血压病的机会要比正常人高出 30 倍。

高血压病的症状常因人而异。早期可能无症状，在劳累、精神紧张、情绪波动时发生血压升高，而在休息后，情绪稳定后恢复正常。头晕、头痛是高血压病最为多见的症状，常在突然下蹲或起立时发生，头部持续性沉闷不适，持续性疼痛或跳动性头痛，以额部两旁的太阳穴和后脑部多见，常常伴烦躁不安、心悸失眠、眼底出血等。然而很多患者即使患高血压病多年甚至血压很高，终生不会感到不适，这部分人医学上称为“危险人群”，因为没有不适，不会预防，更容易发生意外事件。

中医认为眩晕的发生，有气血不足或痰浊上扰，所以有“气不足，目之为眩”和“无痰不作眩”的说法。根据中医对眩晕虚和痰的不同认识，高血压病的中医食养要掌握以下 3 个原则。

1. **食宜清淡**

膏粱厚味，滋生痰浊，对高血压病患者不利。食宜清淡有两个方面：一是忌油腻食物，二是忌盐量过大。现代解释：油腻食物就是富含胆固醇的食物，特别是蛋黄、动物内脏、墨斗鱼、鲍鱼、无鳞海鱼、虾、蟹黄、鱼子等食物，饱和脂肪酸含量很高，这是有害的脂肪酸，它是造成动脉硬化的罪魁祸首，而且可以促使血栓形成。食盐所含的钠盐，会导致血管收缩而升高血压。每天食盐摄入量应控制在 5g 以内，3 ～ 4g 为宜。减盐的关键在于：不食腌制食物、咸菜、方便食品，尽量少吃酱汤，少用酱油，少吃面食，不喝面汤（一碗面汤含盐 5g）。在炒菜时不要早放食盐，待菜熟时撒点食盐，既可减少盐量，又可增加咸味。另外，还可用各种调味品增加食味，比如咖喱粉、胡椒、醋。

在用油量上，不是一概拒油。要控制动物性的“荤油”，适当食用植物性的“素油”，因为植物油含不饱和脂肪酸高，这是有益的脂肪酸，它能减少胆固醇在肠道内的吸收，并加速胆固醇的排泄。“素油”中最好的是玉米油、大豆油、橄榄油、香油。

2. **食宜适量**

食量过多过大，可使体内脂肪堆积，身体发胖，体重增加，为了满足供血要求，就会升高血压。脂肪还会存在于各个器官，常常会减弱心脏的收缩能力。脂肪过多，体内胆固醇含量也多，容易沉积到血管壁上，促使动脉硬化。有人做过研究，体重每增加12.5kg，收缩压就会上升10mmHg，舒张压就会上升7mmHg。为了控制肥胖对高血压病的危害，必须控制食量，特别是主食量，而且不能晚餐过饱和使用夜宵，因为夜间活动减少，过饱和夜宵都会增加脂肪堆积。

日常能降脂肪的食物：大豆、大蒜、洋葱、海带、山楂、玉米、苹果、黑木耳、牛奶、鱼肉、菊花、茶叶、荷叶等。

3. 食宜均衡

均衡膳食是控制高血压病必备的辅助措施。蛋白质应占总热量的20%。蛋白质丰富的食物有大豆、花生、蛋清、鱼肉、鸡肉（要去皮，皮的胆固醇很高）、瘦猪肉、牛肉、兔肉、鸭肉、鹌鹑蛋、海参、淡菜、蚕蛹，特别是海参和蚕蛹蛋白高，脂肪低，又能降脂、降压，延缓衰老。

脂肪应占25%，主要从植物素油中获取。碳水化合物（糖类为主）应占55%。以糖来获取碳水化合物的办法不可取，因为糖也能转化为脂肪。应当从淀粉中获取，可选红薯、玉米、燕麦、小米等各种粗粮。

早、中、晚三餐的热量分配也要均衡。一般早餐占30%～40%，午餐占40%～50%，晚餐占20%～30%。有人不吃早餐，这种习惯不好。有人为了减肥，不吃主食。这些做法，都会使营养失调，对防治高血压病产生不利影响。

高血压病的“择水”也有讲究。水中钙、镁含量高的水叫硬水，泉水、井水、矿泉水，都属硬水。硬度低于8度的水叫软水，雨水、小溪水、池塘的地表水都属软水。高血压病应当选择硬化矿泉水，不饮软水、纯净水。另外，饮水中的钙和镁还可使肠道内的油脂发生皂化，使脂肪变成无毒成分而排出体外，从而减少脂肪的吸收，可以防治高血压病。国外专家的一项研究表明，早上6点到中午这段时间，高血压病、心脏病患者都容易发病和出现意外，因为经过一夜的睡眠，体内的大量水分从尿和呼吸中丢失了，体内缺水，会使血液变稠，流动减慢，造成血栓形成，加之人体血小板的活性在早晨增高，血栓容易形成。因此，高血压病患者晨起适量饮水有益。

蔬菜对防治高血压病的好处：含有大量的维生素C和果胶，有利于排出多余的胆固醇而预防动脉硬化；含有丰富的钾盐，而含钠很少，可以促进心肌活动功能，有利于降压并减少了钠盐的危害；含有酒黄酸，可以阻止糖类变成脂肪；含有粗纤维，可以吸附胆固醇并刺激肠道蠕动，随着排便而排泄。同时，蔬菜体积大，容易吃饱，可以减少食量而能减肥。蔬菜的这些好处对高血压病十分有利，所以《黄帝内经》主张“五菜为充”。

高血压病患者的宜食蔬菜：芹菜、荠菜、马兰头、油菜、菠菜、苋菜、西红柿、苦瓜、小白菜、卷心菜、茄子、茭白、冬瓜、山药、土豆、香菇、海带、银耳、蒜、大葱、洋葱等。

水果对防治高血压病的好处：含有丰富的叶酸，它是血液中半胱氨酸的克星，因为后者损害血管，引发动脉硬化；水果所含的纤维有很强的预防高血压病的作用；水果含维生素A，可以提高人体抗病的免疫力；水果还能促进蛋白质的吸收，有人测算一般蛋白质被人体吸收部分只占10%左右，而水果则能使蛋白质的吸收率提高到85%～90%，所以《黄帝内经》还主张“五果为助”。

高血压病患者的宜食水果：柑橘、荸荠、猕猴桃、葡萄、菠萝、西瓜、柿子、桑椹、香蕉、枣、山楂、苹果等。

高血压病患者的均衡膳食在于搭配。应当遵循以下6个原则：① 尽量减少脂肪食物。少盐、少糖，清淡膳食。② 早餐要吃，不吃油炸食物，最好的早餐是馒头、面包、面条、粥、豆浆、去脂牛奶。③ 多吃常吃豆腐、豆制品、新鲜蔬菜和水果、瘦肉、鱼肉、鸡肉、海带、海参、蚕蛹等。④ 只饮硬水、矿泉水，养成晨起饮水的习惯并饮用淡茶。⑤ 饮食不宜过饱。每餐控制在八成饱。⑥ 饭后要运动，至少半小时，不要立即躺下。

沈氏女科精选了8个保健食谱推荐给大家，宜于高血压病患者的择用，充分发挥中医食养的优势。

（1）荠菜拌豆腐：荠菜半斤，洗净水焯后切碎；豆腐1块，开水稍烫盛盘内，上撒荠菜末，加调料，淋香油。

（2）油菜肉片：油菜半斤，洗净切小段；鸡肉2两，切薄片，料酒、盐、淀粉拌匀煨15分钟。油锅煸油菜半熟盛出，再加油爆炒鸡肉片，入油菜加调料。

（3）夏麻煲猪肉：夏枯草、天麻各 1 两，煎水 20 分钟去渣；瘦猪肉 3 两洗净切小块入煲中，加药汁小火炖烂加调料。

（4）雪羹汤：荸荠 2 两洗净去皮，海蜇头反复漂洗去盐分、砂粒。一起放入煲中，小火炖 1 小时加调料。

（5）清脑羹：银耳 1 两，泡开洗净；生杜仲 1 两煎 20 分钟取汁，与银耳同炖 3 ～ 5 小时，银耳熟烂，加甜或咸味调料。

（6）绿豆汤：绿豆 3 两，大枣 10 个，薏苡仁 1 两，洗净同煮至熟烂，加甜或咸味调料。

（7）菊花粥：白菊花 1 两洗净，煮 20 分钟取水；玉米 3 两，山药 1 两，薏苡仁 1 两，洗净入菊花水同煮成粥。

（8）二花茶：生山楂 10g，莲子心 5g，金银花、白菊花各 3g，泡饮代茶。

癌瘤“难治”绝非“不治”　必先开胃

肿瘤分良性和恶性两种。良性肿瘤如甲状腺瘤、乳腺纤维瘤、胃肠道的平滑肌瘤等预后良好。恶性肿瘤统称为癌和肉瘤，预后较差，常常危及生命。

癌瘤难治，特别是恶性肿瘤。因为癌瘤的病因和发病机理尚未完全搞清楚，尤其是早期诊断的手段很落后。一旦确诊往往已经是中晚期，失去了手术根治的机会。而别的治疗手段，比如放疗、化疗，毒性又太大，“敌我不分”，杀灭癌细胞的同时，人体正常细胞也常常被毒死了。早期难发现，治疗毒性大，所以癌瘤难治。

癌瘤虽然难治，但绝非不治。中西医都摸索了不少有疗效的治法。中医治疗癌瘤至少有 3 个优势：一是减轻痛苦，提高生活质量；二是延长生命，提高生存质量；三是减轻放疗、化疗的毒副反应。

随着中西医对癌瘤的研究逐步深入，特别是在防癌方面取得了长足进展，某些癌瘤（如皮肤癌、乳腺癌等）已经可控。因此，大可不必“谈癌色变”，应当建立癌瘤能治的精神支柱，增加信心，战胜癌瘤！

沈氏女科治癌强调“以人为本”，中医整体观念的特色决定其既可看到癌瘤的病变，更能看到癌瘤是长在人体上的现实，故治癌处处“以人为本”，绝非只见癌而不顾人，比如治癌强调“胃气为本”，注重患者的食欲，千方百计增加食欲，保护胃口以便增强患者的抵抗力，有了食欲方能抗癌。还有治癌强调“扶正祛邪”，正气充沛方能祛除癌瘤，不能一味追求杀灭癌瘤而过分损伤正气，尽量避免“两败俱伤”。沈氏女科治癌虽然也采取“以毒攻毒”的方法，用一些有毒的中药来攻克癌瘤之毒，但强调“适可而止”，绝非一毒到底，要充分考虑正气的承受程度。沈氏女科这些治癌的原则，有利于减轻患者痛苦和提高生存质量。

一、癌瘤早期的16个危险信号

1. 身体任何部位出现硬结肿块，而且一天天增大。
2. 体表的溃疡长期治疗不能愈合。
3. 疣或黑痣发生明显变化，如迅速增大或溃烂出血。
4. 持续性的消化不良，上腹饱胀，食欲不振。
5. 胃溃疡反复出血。
6. 不明原因的持续性的声音嘶哑，干咳，吞咽困难。
7. 耳鼻部肿胀，出血，嗅觉异常。
8. 无痛性血尿。
9. 排便异常伴有出血。
10. 皮肤和巩膜黄染，日渐加重。
11. 原因不明的体重下降，明显消瘦。
12. 阴道不规则出血伴异常分泌物。
13. 一侧睾丸肿大变硬并有坠痛感。
14. 阴茎头上出现皮疹、疖肿、疣及硬结。

15. 男性乳房增大变硬。

16. 女性乳房出现硬块，不能移动。

二、癌瘤的5种高发人群

1. 遗传人群 ：乳腺癌、胃肠癌、肝癌、食道癌、白血病，常有家族遗传史。

2. 不良嗜好人群 ：长期吸烟易患肺癌、胃肠癌、食道癌、肾癌、膀胱癌；喜食过烫，粗糙的食物易患食道癌；坐热炕、抱怀炉者易患皮肤癌；长期酗酒者易患肝癌、食道癌。

3. 疾病人群：长期不愈的胃炎、宫颈糜烂、乙型肝炎、皮肤溃疡易转化成癌症。

4. 职业人群：长期接触辐射的人群易患白血病、淋巴瘤；长期吸入工业废气、污染空气的人群易患肺癌；长期接触石棉、玻璃丝的人群易患间皮瘤。

5. 个体特异人群：长期精神抑郁、悲伤、性格内向的人群易患癌瘤。

三、癌瘤患者的忌口和食疗

癌瘤跟膳食习惯有密切关系。国外研究资料表明：改变膳食习惯可以预防50%的乳腺癌、75%的胃癌和结肠癌，所以科学合理的膳食是防癌的关键措施，必须重视。

癌瘤患者的膳食原则：食谱多样化，粗粮比例增加。水果、蔬菜多吃，油脂、甜食少食，腌熏煎烤不食。例如，梨、猕猴桃、柑橘、山里红富含维生素C，肝脏富含维生素A，蘑菇、银耳富含矿物质，海藻、海带富含碘，大蒜、茶叶富含抗癌生物碱，应当多食。

每天的食量比例：各种谷类、豆类、薯类每天600～800g，植物油每天50g，蔬菜、水果每天400～800g，猪、牛、羊等红肉每天少于100g，鱼、家禽每天300～500g。

癌瘤患者要强调忌口，发物如海鲜、鱼虾、羊肉、狗肉、腌肉、腊肉、香肠、黄鳝、鹿肉、蟹肉、香菜、韭菜、香椿、腐乳、酸菜要忌口。

鼓励患者多食有抗癌作用的蔬菜，如红薯、芦笋、菜花、胡萝卜、西红柿、卷心菜、大葱、芹菜、茄子、萝卜、荠菜、蘑菇、黑木耳、大蒜、黄瓜、大白菜。

手术患者的食疗：选择调理脾胃，振奋胃气的食物，如牛奶、鸡蛋、胡萝卜、菠菜、大白菜、西红柿、香干；补气养血的食物，如红枣、花生、浮小麦、莲子肉；清热生津的食物，如梨、甘蔗汁、荸荠。

头部手术多食补肾健脑、安神养心的食物，如猪脑、罗汉果、蜂蜜、核桃仁、酸枣仁、柏子仁、枸杞子；颈部手术多食祛痰软坚的食物，如杏仁、梨、柑橘、枇杷、荔枝、海参、莱菔子、萝卜、芦根、鲜鱼腥草；咽部手术多食宽胸利膈的食物，如苹果、莲藕、百合、野菜、罗汉果、芦根、白茅根、生薏苡仁。

胃癌手术多食养胃消食的食物，如豆浆、牛奶、米汤、果汁、藕粉、芝麻糊、薏苡仁粥、菱角粉；肠癌手术多食润肠导泻的食物，如玉米、瘦肉、苹果、柑橘、土豆、杏仁、桃仁、莱菔子、萝卜、芦笋、大白菜；泌尿系手术多食利尿通利的食物，如西瓜、冬瓜、枸杞子、绿豆、龙井茶、生薏苡仁、茯苓；妇科手术多食养血调经的食物，如红枣、桂圆、芝麻、香蕉、西瓜、赤小豆。

化疗患者的食疗：选择健脾止呕的食物，如生姜、牛肉松、香菇、炒鸡蛋、炖瘦肉、牛奶、红枣、蔬菜、水果，特别是凉拌菜开胃，并且经常更换食谱和烹调方式，以便增加食欲。化疗患者消化道反应较大，可以采取少吃多餐的方法。

放疗患者的食疗：选择清凉滋阴的食物，如鸭梨、荸荠、鲜藕、枇杷、蜂蜜、木耳、绿茶、西瓜、绿豆、甘蔗、百合、冬瓜；选择清热利湿的食物，如芦笋、香蕉、柑橘、山楂、丝瓜、扁豆；多食高维生素、高蛋白的食物，如海参、苹果、海白菜、荠菜；多进流食如豆浆、米汤、蛋汤。

沈氏女科降脂 8 法

痰浊能引起肥胖，导致脂肪代谢紊乱。现代医学把高脂血症又称“高脂蛋白血症”，是指血浆中一种或多种脂质成分的含量超过正常值，是临床常见病证。血脂的蓄积是动脉粥样硬化的标志，因该病是引起缺血性心脑血管疾病的“危险因素”，故日益引起人们的重视。

高脂血症与动脉硬化、肥胖、糖尿病、脂肪肝、肾病等密切相关，其基本病理是血液黏稠度增高，循环障碍，运行迟缓，以致心脑组织缺血缺氧，组织细胞变性，从而产生相应的病理改变。降脂已成为防治心脑血管疾病的重要手段。

沈氏女科有降脂 8 法。

1. 祛痰化浊法

痰湿壅遏，清浊不分则痰脂内聚。症见苔白腻，脉弦滑，形体丰满，偏嗜肥甘，头重胸闷，肢体麻木。治宜祛痰化浊。若痰湿化热则见舌苔黄腻，心烦急躁，胸闷便干，寐少失眠。治宜清化痰热。药选瓜蒌、薤白、枳壳、云茯苓、半夏、陈皮、竹茹、白芥子、昆布、海藻、蚕沙、茵陈、苦参、白矾、郁金等（以温胆汤为基础）。

2. 活血化瘀法

“气为血帅，血为气母”，气血瘀阻，清阳不升，浊阴不降，聚为浊脂。症见舌质紫暗或有瘀斑、瘀点，脉沉涩，头胀头痛，胸闷心痛，痛有定处，面晦唇青。治宜活血化瘀。药选三七、红花、川芎、丹参、赤芍、鸡血藤、蒲黄、五灵脂、莪术、延胡索、姜黄、王不留行、茺蔚子等（以桃红四物汤为基础）。

3. 清热利湿法

肺、脾、肾三脏失调，三焦疏化失常，水湿停聚，郁久化热，灼耗津液，浊气壅滞，聚为脂血。症见舌质红，苔黄腻，脉弦滑，头重肢倦，胸胁满闷，口苦烦躁。治宜清热利湿。药选黄芩、龙胆草、生栀子、黄柏、苦参、萆薢、茵陈、泽泻、生薏苡仁、车前草等（以龙胆泻肝汤为基础）。

4. 疏肝平肝法

肝郁气滞或肝阳上亢，致使气血阻遏，血脉不利而浊脂上升。症见苔黄脉弦，头晕时痛，项强肢麻，急躁易怒，胸胁满闷。治宜疏肝平肝。药选天麻、钩藤、黄芩、生栀子、石决明、夏枯草、郁金、决明子、柴胡、白芍等（以逍遥散、天麻钩藤饮为基础）。

5. 滋阴养血法

阴津耗散，络脉不和，清从浊化，脂混血中。症见舌红苔少或花剥，脉细，形体消瘦，腰酸耳鸣，口干欲饮，少寐健忘。治宜滋阴养血。药选枸杞子、生地黄、熟地黄、何首乌、桑寄生、石斛、麦冬、柏子仁、丹参、山茱萸、黑芝麻等（以六味地黄汤为基础）。

6. 温经通阳法

阳气不足，寒邪内盛，均使痰湿内生，发为浊脂。症见舌淡白，脉沉弱，头晕乏力，精神倦怠，面白肢冷，腰膝酸软，面浮跗肿，纳少便溏。治宜温经通阳。药选附子、肉桂、菟丝子、巴戟天、淫羊藿、肉豆蔻、白术、云茯苓、徐长卿等（以真武汤为基础）。

7. 补脾益气法

脾为生化之源，脾虚失健，无力运化，浊脂聚生。症见舌淡苔白，脉沉细，倦怠乏力，心悸气短，懒言声怯，纳少便溏。治宜补脾益气。药选黄芪、党参、白术、黄精、人参、五味子、云茯苓等（以补中益气汤为基础）。

8. 消积导滞法

食积于内，输运受碍，浊聚脂生。症见苔腻脉滑，脘闷纳呆，呕吐腐酸，时欲嗳气，脘腹饱胀。治宜消积导滞。药选神曲、山楂、谷芽、麦芽、陈皮、生鸡内金、莱菔子等（以保和丸为基础）。

上述8法涉及诸类药物，经实验和临床实践均证实具有不同程度降低血脂，减轻动脉内膜脂质浸润，降低血小板表面活性、聚集性，防止血管内血小板聚集，抑制血小板聚集反应，扩张动脉，增加动脉血流量等作用，临证可据中医辨证论治原则，随证灵活采用。

沈氏女科对妇人减肥消胖治重燥湿利尿。

妇人体重超标达20%以上者，称“妇人肥胖”，胖人多湿。“消胖之道，以调为主”，不可一味攻伐，以防伤正，治重燥和渗。

处方：炒苍术10g，法半夏10g，生薏苡仁10g，泽泻10g，陈皮10g，决明子30g，蛇床子10g，丹参30g，桑白皮10g，白菊花10g，生山楂15g，车前草30g，冬瓜皮10g，坨茶10g。

“平胃散”加减专治体胖不孕

体胖不孕临床常见。沈氏女科认为常因痰浊阻于子宫所致，临床常见经少经闭，形胖乏力，纳差脘胀，腰酸带多，苔腻脉滑。其治疗专祛痰浊，“平胃散”宜之。

“平胃散”出自宋代《太平惠民和剂局方》，由陈皮、厚朴、苍术、甘草4味组成。燥湿运脾，行气和胃，专治湿困脾胃证，而见脘腹胀满，纳差口淡，呕恶嗳气，倦怠嗜卧，身体沉重，苔厚脉缓。方中重用苍术为主药，温燥运脾，辅以厚朴化湿除满，行气消胀，佐以陈皮、甘草和胃理气。

后世医家对平胃散的运用多有发挥，如加藿香、半夏，增强化湿之力，名为“不换金正气散”。将“平胃散”与“小柴胡汤”合用，并以银柴胡代柴胡，名为“柴平散”，燥湿运脾，和解少阳，专治湿疟。

“平胃散”治体胖不孕临床组方如下：燥湿用炒苍术15g、法半夏10g，行气用厚朴10g，运脾用云茯苓15g、陈皮15g，和胃用神曲15g，调经用丹参 30g，去甘草不用，沈氏女科称之为“七味平胃散”。

临证加味如下：经少闭经选加泽兰 10g、益母草 10g、赤芍 10g、鸡血藤 10g、香附 10g、郁金 10g、红花 10g。纳差脘胀选加生山楂 15g、莱菔子 10g、生鸡内金 30g、大腹皮 10g、木香 10g。腰酸带下选加生薏苡仁 10g、黄柏 10g、川牛膝 15g、车前草 30g、鸡血藤 10g、老鹳草 10g、川续断 10g、蛇床子 10g。

“七味平胃散”也可共研细末装入 1 号胶囊（0.3g），经期随汤剂服用，每煎先服 5 粒，每天两次。平时早晚各服 5 粒，可以不加汤剂，只是在排卵前后 1 周内按经期方法服用。

儿科必须消导　保和丸最有效

小儿脾胃幼娇，运化无力，加以父母爱子心切，常常饮食失节，以致食积，其是儿科最主要、最常见的病证。消导法就成了儿科最常用、最有效的治法。沈氏女科用保和丸几乎可以通治儿科诸疾。

保和丸出自元代朱震亨的《丹溪心法》。消食用生山楂 15g（肉积），神曲 15g（谷积），莱菔子 10g（面积）。食积易生湿，祛湿和胃用二陈汤（陈皮 10g、法半夏 5g、云茯苓 10g）。食积易生热，清热散结用连翘 10g。全方消食和胃，主治苔腻脉滑，食积停滞，脘腹痞满作痛，嗳腐吞酸，呕恶厌食。因其性平和，功效和胃消食，故有“保和”之名。

凡见食积，临床必用保和丸为主方。如食积生湿重者，可合“平胃散”，用炒苍术 5g、厚朴 5g。如化热甚者，可加蒲公英 10g、制大黄 5g。如痰食互阻，可合“温胆汤”，用竹茹 10g、枳壳 5g。如大便秘结可加全瓜蒌 15g、大腹皮 5g、桃仁 5g。如食积而见脾虚则加炒白术 10g，《丹溪心法》名为“大安丸”。

要从小培养孩子不吃零食、不挑食、不偏食的良好习惯，不要仅从口味和喜好选择食物，应注意合理的膳食搭配，选择天然、新鲜，易消化的食物，多吃奶类、豆制品、果蔬类、坚果类的食物，少吃油炸、过甜、过咸的食物。要多喝白开水，少喝含糖的饮料，并做到定时进食，避免暴饮暴食，过饱过饥。

平时常吃山楂糕、果丹皮、红果酱，以代零食，又可开胃助消化，消除停食，一举两得。

也可用鸡内金两个焙干，研成粉末，与适量面粉、盐、水掺和，擀成薄饼或做成糕点常食。

平时每天可推揉脾土穴（拇指螺纹面）、大肠穴（自示指端桡侧边缘至虎口成一直线）、板门穴（大鱼际隆起处）各 200 次，以助消化。

小儿积滞巧调养

积滞是由于小儿喂养不当，内伤乳食，停积脾胃，运化失健引起的一种病证。以不思饮食、食而不化、腹部胀满、大便不调为特征。小儿积滞调养方法如下。

一、调节乳食，避免喂养过量

进食要定时、定量，食物选择以易于消化并富含营养为原则，要根据小儿所处的年龄段和消化能力，选择合适的食物种类和烹饪的方法进行喂养，可适当增加小儿进餐的次数。对于脾胃本身就很虚弱的小儿，则要少吃油腻等肥甘厚味和生冷的食物。

二、按摩

1. 摩腹。让小儿仰卧，医生或者家长位于其右侧，用右手掌在小儿的脐部及其周围，用手掌按顺时针方向先摩腹后揉脐，使之有较强的温热感，持续约 5 分钟即可。

2. 捏脊。让小儿俯卧，医生或家长用双手的拇指及示指和中指，提捏小儿脊柱两侧皮肤，由下至上，然后再从上到下捏 3 ～ 5 遍。

三、辨证治疗

1. 乳食积滞：小儿不思乳食，脘腹胀满，疼痛拒按，恶心呕吐，粪便酸臭，舌质淡，苔白腻，脉弦滑。治以消食化积，导滞和中，方用消乳丸合保和丸加减。

2. 脾虚夹积：小儿面色萎黄，困倦乏力，不思乳食，食则饱胀，腹满喜伏卧，呕吐酸馊，粪便稀薄，舌质淡，苔白腻，脉细弱。治以健脾消积，消食导滞，方以健脾丸加减。

四、常用中成药

1. 小儿化食丸或健脾消食丸，每次 1/2 ～ 1 丸，每日两次。

2. 小儿化积口服液，每次 1/2 ～ 1 支，每日两次。

5 味开胃妙药

沈氏女科常用的 5 味开胃妙药为生薏苡仁、白扁豆、生山楂、橘子皮、六神曲。

一、薏苡仁化湿要生用

“薏仁”始载于《神农本草经》，异名“解蠡”，又名“薏苡仁”。健脾利尿，清热利湿。凡小便不利，尿频尿痛，水肿喘急，湿温初起，暑湿之气，苔腻脉滑者，都可投薏苡仁。

其可镇痛，抑制骨骼肌收缩而除痹，用治湿阻肌表经络的风湿痹痛、四肢拘挛证。其有解毒排脓抗肿瘤，抑制癌细胞作用，可治肺痈、肠痈、癌症，特别是肺癌、肠癌。

薏苡仁药性平和，用量可大，宜 60 ～ 90g。用汤剂煎两次，煮食薏苡仁成粥服用，其效更佳。薏苡仁的功效以化湿为主，生用最宜，炒薏苡仁仅用于脾虚泄泻。

二、扁豆衣补气强于化湿

“白扁豆”也称蛾眉豆，产于江浙者最佳，含有氨基酸、糖类、亚油酸、维生素 B、维生素 C、胡萝卜素等。虽然健脾化湿之力不如白术，但其补脾不腻，化湿不燥，尤其适合脾虚有湿证。白扁豆还有抗病毒、抗菌作用，且可提高细胞免疫。因含毒蛋白，经高温才能破坏，一般炒用，而且煮炒扁豆时要熟透。生用祛湿力大，且可消暑和中，治疗暑湿腹泻，但一定要入汤剂煎煮。

“扁豆衣”系白扁豆的种皮，功同扁豆，更无壅滞之弊，用 5 ～ 10g，健脾补气，可以视作主药。尤宜于心脾气虚证，补而不腻不滞。医者少用扁豆衣，并常以化湿为用，疏忽其补而不壅之功，在心脾气虚时投用，实为奇药，常可出奇制胜。所以说：“扁豆衣补气强于化湿。”

三、山楂消食活血又降脂

“山楂”在《新修本草》中异名为“赤瓜实”。其功效有 3 个：一是消食，所含的脂肪酶促进脂肪类食物的消化而且增加胃中酶类的分泌，有助于消化健胃，尤其消肉类油腻的食积和小儿伤乳；二是破气散瘀，收缩子宫，适用于血滞瘀阻证，如经闭痛经、产后腹痛、恶露不尽、疝气坠痛；三是强心，降血压，降血脂，扩张冠状动脉，增加冠状动脉流量，保护缺血心肌，降低心肌耗氧量，治疗瘀血食积证的冠心病、高血压病、高脂血症。

山楂的药效作用主要在于其所含的黄酮类和脂肪酶，均怕受热，故生山楂含量最高，药效最佳。炒山楂含量降低，专用于脾虚食滞的腹泻。焦山楂和山楂炭含量最少，但有抗痢疾杆菌作用，用治细菌性痢疾和血积。

张锡纯特别重视山楂的药用价值，其在《医学衷中参西录》中云："山楂，味至酸微甘，性平。皮赤肉红黄，故善入血分，为化瘀血之要药。能除痃癖癥瘕、女子月闭、产后瘀血作疼……其化瘀之力，更蠲除肠中瘀滞，下痢脓血，且兼入气分以开气郁痰结，疗心腹疼痛。若以甘药佐之，化瘀血而不伤新血，开郁气而不伤正气，其性尤为和平也。"

四、陈皮类的运用

橘子皮入药以陈久者为佳，中药称"陈皮"，始载于《神农本草经》，以广东新会所产最佳，名为"新会皮"。其所含的挥发油对胃肠道有温和的刺激作用，促进消化液的分泌并排除肠管内的积气，为理气健脾、燥湿化痰、降逆止呕的要药。多用于胸闷痰盛、咳喘脘胀、纳差腹痛、呕哕吐泻、苔腻脉滑证。

"橘红"系成熟果实最外层的果皮，其行气健脾之力减而温燥化痰之功增，又可镇咳，最适合咳喘痰多、黏稠难咯者。以广东化州所产最优，又名"化橘红"。

"橘白"系成熟果实最内层的果皮。燥散之性大减，和中化湿之力为专，治疗湿阻中焦证。

"橘叶"为橘树之叶片。归入肝经，专于疏肝解郁、散结解毒而治胁痛乳痈、乳块肿痛。

"橘核"为橘之种子。一般炒用，有理气散结、消胀止痛之功，用于治疗疝气肿胀、睾丸作痛和回乳、消散乳痈。

"橘络"系果皮内的筋络。其有理气止痛，通络化痰之功，专治痰浊阻络的咳嗽不止、胸胁作痛。

"青皮"系未成熟果皮或幼小果实。虽然其健胃作用不如陈皮，但破气散积、化滞疏肝之力明显，专治胸胁胀痛、乳痈疝气、乳块胀痛、食积不化和肝脾肿大。以醋炒为佳。

五、神曲消食和胃又理气

“神曲”由白面、杏仁、赤小豆、青蒿、苍耳、红蓼6味混合拌匀，发酵而成，故又名“六神曲”。其效有二：一是消食健胃，富含酵母菌和B族维生素，专治食积不化，消化不良，食纳不振，脘胀泻痢，尤善消谷积。二是理气健脾，除痰饮逆气。正如《本草求真》所云：“神曲甘辛气温，其性六味为一，故能散气调中，温胃化痰，逐水消滞，小儿补脾，医多用此以为调治，盖取辛不甚散，甘不甚壅，温不见燥也。”神曲生用和胃消食，辛散健脾，理气散滞；炒用健脾、和胃、消食之力增强，发散作用减弱；焦神曲消食止泻力大。

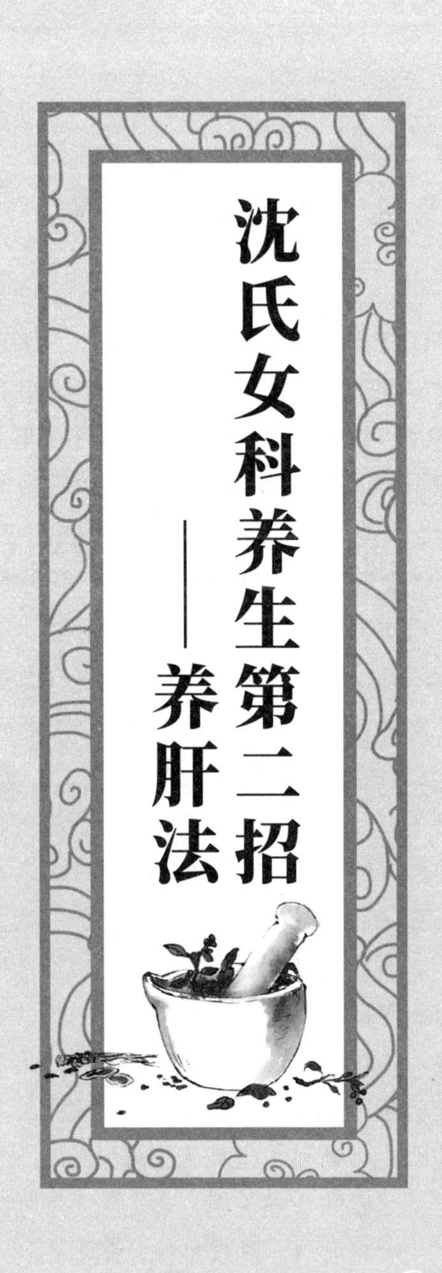

沈氏女科养生第二招

——养肝法

女子以肝为本　必须制怒克躁

中医所谓的肝与西医解剖学所指的肝不尽相同。《黄帝内经》对肝的描述主要有两个方面：一是肝主谋虑。人体的精神活动跟肝密切相关，精神因素是许多妇女病的主要病因。二是肝藏血。血不养肝是许多妇女病的病根。基于这两个方面，所以沈氏女科认为“女子以肝为本”。

具体来讲，《灵枢经·本神》曰：“肝藏血。”女性的生理特征有经、带、胎、产之变，这些均与“血”密不可分，故“女子以肝为本”，也就是说，诊治女子疾病要以肝为根本，以肝为重点，重视调肝法。《素问·灵兰秘典论篇》云：“肝者，将军之官，谋虑出焉。”说明肝者气勇善怒，犹如将军，运筹策划，谋虑所出，常常导致中医的气滞证，也称为郁证。

情志即七情五志。七情指喜、怒、忧、思、悲、恐、惊 7 种情绪变化。在发病学中，宋代陈言的《三因极一病证方论》中已将七情列作内因。五志指喜、怒、忧、思、恐五种情志，分别与五脏相对应。《素问·阴阳应象大论篇》指出：“肝在志为怒”“心在志为喜”“脾在志为思”“肺在志为忧”“肾在志为恐”。五志过激则各伤其脏。所以情志内伤是中医病因病机学中独具特色的重要内容。

情志所伤怒为首害。《素问·灵兰秘典论篇》曰：“肝者，将军之官，谋虑出焉。”肝的生理功能为主疏泄，条达全身的气机。《素问·阴阳应象大论篇》又曰：“怒伤肝。”《素问·生气通天论篇》告诫：“大怒则形气绝，而血菀于上，使人薄厥。”《素问·举痛论篇》总结怒之害为“怒则气上”“怒则气逆”。气上、气逆主要是肝气。肝气被伤，疏泄不达，首先是郁结，也就是气滞，出现胸、脘、胁、腹的胀满作痛和脉弦。郁滞之甚必致上逆，上逆者分两类：其一是肝阳上亢，眩晕耳鸣，面赤烘热，失眠多梦，腰膝酸软，舌红少苔，脉弦细数；其二是肝火上炎，剧烈头痛，面红目赤，烦躁口苦，尿黄便干，咯血吐血，舌红苔黄，脉象弦数。肝阳甚者还能化风，症见眩晕欲仆，肢麻震颤，手足蠕动，步履不稳，语言不利，或者突然昏仆，口眼歪斜，半身不遂，舌红脉弦。所以情志致病，产生肝之病理变化，是为关键环节。调理情绪，稳定心态，制怒为首要。临床践中得到证实：高血压病、中风病、糖尿病、冠心病、胃肠病、肿瘤病等常见病的突然恶化或发生意外，甚至猝死，究其原因，暴怒者常为首因。所以沈氏女科强调“调理情志，养肝首位，必须制怒”。

养肝的另一个关键是克躁。患者自身要调整好心态，处处、时时乐观处世，冷静处事，宽容的建立一个和睦的家庭氛围相当必要，他人要充分理解其苦，不能与患者斤斤计较，患者火头上不要劝说，因为越劝越火，不如低头不语，发火3分钟自己就能平静，而且会反省其错。家庭气氛要其乐融融，打牌下棋、看电视、会餐都能收到良好的娱乐效果。还可定期出游，既欣赏美景又融洽情感、锻炼身体，一举数得。

3个养肝锦囊

中医所说肝的病症比较复杂，主要的常见病症有3种类型。

一是肝气郁结，表现为情绪低落、郁闷伤感、胸胁不舒。

二是肝火上炎，表现为头晕烦躁、失眠多梦、口苦尿黄。

三是血不养肝，表现为心慌气短、面色苍白、精神疲乏。

中医治肝的方法也比较多，择其要者有8法，即疏肝理气法、清肝凉血法、平肝滋肾法、养肝潜阳法、泻肝利湿法、温肝散寒法、调和肝脾法、补肝益气法。

沈氏女科把中医治肝的方法高度总结，得出沈氏女科特有的养肝三法宝。

养肝锦囊一：滋补肾水　平降肝火

肝藏血，肾藏精，精生血，血化精，精血同源，血之化生有赖于肾中精气的气化，肾中精气的充盛亦有赖于血液的滋养。肝属木，肾属水，水为木之母，肝木的生长需要肾水的滋养。又因肝为“体阴而用阳”之脏，即肝的功能发挥需以阴液、精血为基础，故有“精血同源”“肝肾同源”之说。沈氏女科采用古方“杞菊地黄汤”加味，也就是六味地黄加枸杞子、白菊花，以滋肾水、降肝火。

养肝锦囊二：疏肝理气　解除肝郁

沈氏女科认为女子以肝为本，妇女病的治疗调肝须贯彻始终。“女子以肝为先天”语出叶天士《临证指南医案·淋带门》：“女科病，多倍于男子，而胎产调经为主……女子以肝为先天也。”此段话对女子的生理、病理特点进行了高度的概括。从生理特点来看，正如《灵枢经·本神》所云“肝藏血”，肝为藏血之脏，司血海，具有贮藏血液和调节血流、血量的作用，肝血充盈，藏血功能正常，其血方可下注血海，使冲脉盛满，血海充盈。而女性的生理特征有经、带、胎、产之变，均与“血”密不可分。从女子病理特点来看，女子多伤于情志。《灵枢经·五音五味》云：“妇人之生，有余于气，不足于血，以其数脱血也。”所谓有余于气，主要是指女子最易为情志所伤，而致气机郁滞。唐代孙思邈在《备急千金要方》中云：“女子嗜欲多于丈夫，感情倍于男子，加之慈爱恋憎，嫉妒忧恚，染着坚牢，情不自抑。”是对“有余于气”的诠释，指出了女子多伤于情志的病理特点。据《续名医类案》记载，女子情志病发病率高于男子一倍，而情志抑郁最易伤肝，肝气抑郁，诸证蜂起。因此，诊治女子疾病要以肝为根本，以肝为重点，重视调肝法。

肝主疏泄，性喜条达，思虑过度，悲哀抑郁，致使肝气怫逆，疏泄失常，气血失畅，郁而成疾，出现乳胸胀痛、胁腹痞满、忧恚不乐、时欲叹息、嗳气纳呆、月经延期、量少不畅等症。沈氏女科疏肝理气用药多选柴胡、郁金、白芍、木香、香附、川楝子、枳壳、枳实、佛手、青皮、陈皮之类。若肝郁化火出现口苦、咽干、心烦等热象，可加黄芩、菊花、决明子、夏枯草、丹皮、栀子；痰气郁结，日久成癥而见乳房肿块、甲状腺结节、子宫肌瘤、卵巢囊肿等，可加生牡蛎、海藻、昆布、山慈菇、贝母、莱菔子、夏枯草。但疏肝解郁之品多芳香燥烈，易伤阴液，不宜过服、久服。

同时，养肝要配合自调情绪，沈氏女科的养肝法必须“养神”。所谓养神就是精神调养。因为情志不节制，太过亢害，既可致病又会增病，情绪波动直接影响肝的功能，所以神怡乐观成了养肝的要务，也是养生的要素、保健的关键、长寿的法宝！

养肝锦囊三：健脾柔肝　补充肝血

肝木与脾土的“相侮”关系也十分显著。脾主运化水谷，转输津精，升举清气。在病理状态下运化无力，清气下陷，症见脘痛腹胀、纳呆便溏、苔薄白、脉弦细的脾虚表现，“反克”肝木而有胸胁胀满、乳房胀痛、月经不调、叹息抑郁、性情急躁，此乃“木侮土”，实质是肝郁脾虚，也称“肝脾不调”。慢性肠炎、肝炎、胃炎、肠胃神经官能症、乳腺增生、月经不调等病常可见“肝脾不调”证类。沈氏女科治疗“肝脾不调”，一方面要健脾养血，另一方面要疏肝理气，采用的方子是《太平惠民和剂局方》中的逍遥散。方中健脾和胃用炒白术、云茯苓；甘草滋腻碍胃、生姜辛燥助热，均免用；疏肝解郁单味柴胡醋炒；当归、生白芍养血柔肝；薄荷引入肝经。全方解郁和营，疏肝健脾。

健脾柔肝不仅与女人有关系，男人也一样适用。比如溃疡病的发病男性高于女性，平素性格暴躁、好生气着急者，则更容易患病。胃溃疡病常常表现为脘痛难忍，泛酸怕凉，饥饿时加重，进食后缓解。从前认为胃溃疡是胃酸过多，腐蚀了胃黏膜所致，医学上称为“消化性溃疡病”。后来发现是大脑皮层的疲劳才会发生溃疡，所以把“消化性”3个字取消了，只称“溃疡病”。大脑皮层主宰人的精神活动，也就是说情绪波动是溃疡病发生的重要病因，这就与中医的肝联系上了，所以沈氏女科的养肝法可以治疗溃疡病。用疏肝健脾法的同时嘱咐患者要稳定情绪，特别是制怒，方可有效。通过这样的调理，不但症状可以解除，而且通过胃镜检查发现溃疡面也能愈合。中医认为肝胆同脾胃有关联，肝胆是五行中的木，脾胃是五行中的土，五行的相克关系正好是木克土，也就是说病在胃，治在肝。肝火不旺，减轻克胃之力，胃病自然就好了。肝火不旺，情绪就能稳定，大脑皮层的功能得到调整，胃溃疡的病因消除，溃疡也就愈合了。

养肝食物和养肝保健膳两则

养肝的食物主要有玫瑰花、酸枣仁、柏子仁、龙眼肉、百合、大枣。

玫瑰花：玫瑰花含挥发油、氨基酸、维生素等成分，有养心安神、疏肝解郁的功效。

酸枣仁：酸枣仁含有枣仁皂苷、有机酸、脂肪油等成分，有镇静、催眠、降压等作用，是安眠的佳品，有养心安神的功效。

柏子仁：柏子仁含脂肪油、挥发油、皂苷、维生素等成分，因含油量多，且能润肠通便，作用与酸枣仁相似，对阴虚血少的大便燥结十分相宜。

龙眼肉：龙眼肉又名桂圆，含有葡萄糖、蔗糖、蛋白质等成分，既是食品，又是药物，有补益心肝、养血安神的功效。

百合：百合除有润肺止咳的功效外，还能养心安神，古人常用其调治类似神经衰弱的病证。

大枣：大枣含有蛋白质、糖类、有机酸、维生素及微量元素钙、磷、铁等成分，有保护肝脏和增加血清总蛋白及白蛋白的作用，还有抗过敏的作用，具有补心肝脾、养血安神的功效。

可以根据中医以肝补肝的理论，多吃动物的肝脏，中医称之为“脏器疗法”，又叫“同种疗法”。

推荐两个沈氏女科多年研究、精心配制的养肝保健膳，这两款粥膳制作方法简单，味道和功效却很好。

菊芹粥：白菊花15g、连根芹菜30g煎水取汁，用此水煮绿豆30g、薏苡仁150g、荸荠（去皮）20g，熬成粥，一天分两次食用。可以降压清暑，利湿宁神。

八宝粥：红枣10个、枸杞子10g、白扁豆30g、龙眼肉10g、乌梅10个、薏苡仁30g、银耳10g、赤小豆10g，洗净熬粥，放适量红糖、姜片。可以调经止痛，益气养血。

此外，沈氏女科还有一个家传的养肝秘方，介绍给大家。

当归、白芍、柴胡、炒白扁豆按 1:1:1:1 磨粉，每晚睡觉前温开水送服 3g。

指针养肝

沈氏女科有两个家传的养肝安眠穴位。

神门

分属：手少阴心经，原穴，输穴。

定位：在腕前区，腕掌侧远端横纹尺侧端，尺侧腕屈肌腱的桡侧缘。

主治：失眠、心痛、心烦、惊悸、怔忡、健忘、痴呆、癫痫狂等心与神志病证；胸胁痛；高血压。

刺灸：直刺 0.3 ～ 0.5 寸，也可艾灸，也可指针。

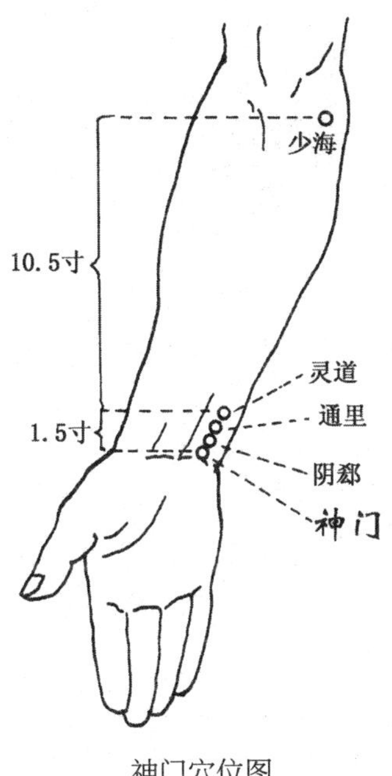

神门穴位图

太冲

分属：足厥阴肝经，输穴，原穴。

定位：在足背，在第1、2跖骨间，跖骨底结合部前方凹陷中，或触及动脉搏动。

简便取穴：第1、2跖骨结合部之前凹陷中取穴。

主治：中风、口眼歪斜、癫痫狂、小儿惊风、目赤肿痛、咽痛、头痛、眩晕、耳鸣等肝经风热病证；月经不调、痛经、闭经、崩漏、带下等妇科病证；黄疸、胁痛、腹胀、呕逆等肝胃病证；遗尿、癃闭；下肢痿痹、足跗肿痛。

刺灸：直刺0.5～0.8寸，也可艾灸和指针。

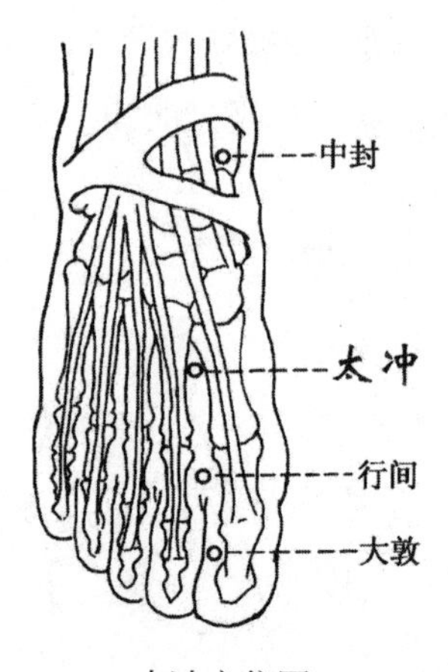

太冲穴位图

手上的神门穴和脚上的太冲穴，用手指指针点穴按摩，每天按两次，每次按15分钟。

痛经不可一味止痛

痛经是妇科常见病，也是中医诊治具有优势的病证之一。沈氏女科认为，痛经不可单纯见痛止痛而堆叠止痛之品，效果往往不佳，必须辨证论治，分清虚实，追究病因，以对因治疗为主，止痛为辅，配合内服外治、针灸、食疗、意疗方能奏效而且根治。

痛经临床常见病因有肝郁、血亏和寒凝三类。

1. 肝郁血滞证

主症：苔薄白，舌质紫，脉弦涩，经前胁乳胀痛，心烦易怒，经期腹部剧痛，经行暗块，块下痛缓，经后口苦纳呆。

治法：疏肝活血。

方药：四逆散化裁。

柴　胡 10g	枳　壳 10g	青　皮 10g	赤　芍 10g
丹　参 30g	地　龙 10g	延胡索 10g	川楝子 10g
生栀子 10g	莱菔子 10g	生山楂 15g	徐长卿 10g
炒橘核 15g	蒲黄 10g（包）	蚕沙 15g（包）	

2. 营血亏损证

主症：苔薄白，舌质淡，脉沉细，经前神疲气短，精神不振，少言懒动，经期下腹隐痛，延绵不止，经行色淡量少，纳差便溏，心悸失眠。

治法：健脾养血。

方药：归脾汤化裁。

生黄芪 10g	当归 10g	白芍 10g	生地黄 10g
黄精 10g	香附 10g	木香 10g	煨葛根 10g
炒白术 10g	生杜仲 10g	鸡血藤 10g	菟丝子 10g
白扁豆 10g	三七粉 3g（冲）		

3. 寒凝胞宫证

主症：苔薄白，脉弦迟，经前形寒肢冷，经期下腹凉痛，得暖稍舒，经行不畅，四肢不温，纳谷不香。

治法：温经散寒。

方药：温经汤化裁。

桂枝 10g　白芍 10g　炮姜 10g　乌药 10g
木香 10g　砂仁 10g　艾叶 5g　香附 10g
高良姜 10g　鹿角霜 15g　蛇床子 10g　焦三仙 30g

除内服外，痛经还可按虚实不同来组方外敷。

（1）虚证。

桂枝 30g　白芍 60g　黄芪 60g　当归 30g
山药 30g　鹿角霜 30g

（2）实证。

丹参 60g　乌药 60g　延胡索 30g　川楝子 30g
生栀子 30g　乳香 30g　没药 30g

以上共研细末，陈醋调成厚糊状，过敏者用浓茶调，每晚睡前用。布敷于神阙、关元、三阴交、双涌泉，晨起去除。

痛经配合针灸有效，可取地机、次髎、关元、气海、天枢、归来、足三里、三阴交等穴。耳针止痛可选子宫、内分泌、肾上腺等穴。

食疗可以辅佐镇痛。

气滞血瘀者可用香附 15g 煎汁，煮食山楂 30g；气血不足者可用丹参 60g，当归 30g，白酒 1 斤或黄酒 2 斤，浸泡半个月，经前适量饮用；寒凝血瘀者可用红枣 10 个，花椒 3g，生姜 25g，红糖 30g，煎服，每天 1 次，经期连服 3 ～ 5 天。

痛经发作常常心烦意乱，其苦难忍，越烦越痛，要嘱患者放松心情，转移注意力，配合意疗则止痛效果更佳。

闭经不可单纯活血化瘀

闭经的治疗多采用单一的活血化瘀法，效果往往不佳，或疗效不能巩固。临床常见的一类闭经，闭经时间比较长，不服用西药黄体酮月经就不来，表现为心慌气短、精神不好、腰酸腿软，观察舌脉都没有瘀血的表现，不但没瘀反而血虚。这种血虚的闭经患者越活血，月经不但不会来反而会更加血虚，加重病情。西药激素可以促使来经，但依赖性太大，不吃就不来，吃多了就有转为癌症的可能。因为女性癌症的一个重要病因就是激素水平异常，内分泌紊乱。

处理这些闭经患者可以用沈氏女科养肝三法中的健脾柔肝、补充肝血法，不活血反而补血。另外让患者稳定情绪，配合治疗。一般服药 2 个月经周期，月经就会来潮。以后巩固疗效，平时服用养血的“归脾丸”，经期服用汤药。一般再调治 3 个月经周期，月经就会每月按时来潮，症状也能随之解除。沈氏女科用养肝法调经确实独特，但切记一定要让患者心平气和，因为肝主谋虑，跟情绪密切相关，如果一味投药，疏忽患者自调情绪，也会直接影响疗效。

月经病养生重在“养心”

月经病主要包括闭经、痛经和崩漏 3 种。崩者经量过多如崩，漏者经量过少，淋漓不尽。3 种月经病统称月经不调。女性月经病包括闭经在内的养生重在“养心”，此处的养心指广义的心神，也就是重在心理养生。

妇女以肝为本，肝藏血，心生血。月经不调同心肝的关系最密切。心志失衡，思虑恼怒，是造成月经不调的主要因素，故其养生重在养心。

心理养生的主要措施是制怒、避虑和防惊。

怒则伤肝，造成情志不畅，气血逆乱，所以制怒是月经病养心的首务。妇女经前和经期情绪波动较大，尤能生气愤怒，过后又常后悔修养不够，造成恶性循环。因此要时时克己，冷静处事，乐观待事，谨慎行事，转移愤怒，避免生气，比如采用散步、逛商场、好友叙谈、文娱健身、赏花弹琴等方式化解愤怒，自寻欢乐。

女性常常多思善虑，时时多疑心重，处于忧虑状态，心境不佳，月经不调，一是家人要多给予女性关怀，想方设法使其开朗明快，生活充满希望，日子充满阳光。二是女性自身要保持清静，克服多思多虑，不宜前思后想，善于安排生活，多办好事、做善事，积极参加社会福利活动，每天有个好心情。

气血不足，运行不畅造成心神不宁，易生惊恐，惊心是月经不调的成因，所以调经必防惊。防惊者一避二调，尽量避免惊恐，受惊后则要迅速调整解脱，及时回归常态。

开一张意疗养生方，供月经不调者试用。

一静二喜三乐观，四制恼怒五稳定，

六松七宁八泰然，九少思虑十养心。

防治带下病食谱 6 则

正常女性可有少量带下，呈无色透明无臭的阴液。在经前、经间隔中期和妊娠期稍有增多，均为正常生理现象。带下病指带下增多，常见白带、黄带和赤带。

带下病可分为两类：一类是湿热下注，带下黄黏有味，可伴刺痒。另一类是脾胃虚弱，带下清稀无味，可伴疲乏。这两类带下病的成因都跟饮食不节有关。过食辛辣肥甘、膏粱厚味造成湿热下注；暴饮暴食、过食生冷造成脾胃虚弱。因此，带下病的养生重在节食。

节食养生要遵循宜忌、定量、清素 3 个原则。

宜忌：带下病最忌辛辣肥甘、炙煿熏烤，这些食品最易产生湿热。湿热内蕴，既伤脾胃又可使湿热下注，是造成带下病的主因。有利于防治带下病的食品有薏苡仁、山药、茯苓、扁豆、莲肉、芡实、银杏（白果）、赤小豆。

定量：暴饮暴食损伤脾胃，也是造成带下病的主要原因。因此，带下病的节食养生要强调养成饮食定时定量的良好习惯，尤其晚餐不宜过饱，夜宵也属不良的饮食习惯，要尽量避免。

清素：清素饮食并不是纯素饮食，素食会造成营养失衡而产生包括带下病的各种疾患，适量荤食是饮食平衡的必需。清素饮食是指营养平衡、品种丰富、易消化、易吸收的饮食，如瘦肉、奶类、豆制品、绿叶蔬菜等。

沈氏女科防治带下病的 6 个食谱。

1. 湿热下注证

（1）薏苡仁糕：薏苡仁、茯苓各 50g，挑净、磨粉加冰糖或蜂蜜 150g，和匀，酵母粉适量，油盐适量，发酵后蒸糕食用。

（2）赤豆粥：赤小豆、薏苡仁各 100g，洗净，山药去皮切丁熬粥，加蜂蜜或食盐调味食用。

（3）炒丝瓜：丝瓜 250g，洗净切片，水发黄花菜 50g，洗净切段，油锅煸炒熟后加调料，用薏苡仁粉勾芡后食用。

2. 脾胃虚弱证

（1）山药包子：山药粉、茯苓粉各 150g，面粉 350g 和匀，酵母粉发酵，扁豆 500g，洗净水焯加适量肉末做馅，作成包子，蒸熟食用。

（2）芝麻汤圆：黑芝麻挑净碾碎，加适量白糖做馅，山药、茯苓、芡实各 100g 碾粉，加入糯米粉 300g，作成汤圆，煮熟食用。

（3）白果炖鸡：白果 100g 去皮壳洗净，山药 100g 去皮洗净切丁，小母鸡 1 只洗净开膛，白果、山药放入鸡膛中，炖 2 小时，加调料，喝汤食肉。

不孕与养肝

女性不孕，一味种嗣效果往往不佳。因为异常的经带是不孕的重要病因，所以沈氏女科强调女子以肝为本，治重调经止带，这是治疗不孕的基础。

月经病系妇科的主要病证，是指月经的经期、经量、经色、经质、经行发生异常，所出现明显不适症状为特征的一类疾病。

月经病的调治，沈氏女科视为专长，原则重在治本以调经，要注重 4 个法则，即必先理气、调养脾胃、固本培精和兼养心血。

“调经而不理气，非其治也。”行气选用香附、柴胡、木香、乌药、炒橘核；破气选用枳壳、厚朴、大腹皮；补气选用生黄芪、仙鹤草、白扁豆。

“脾气一旺，胃气自兴。精微敷布，新血化生，月经自调。”健脾选用党参、白术、云茯苓；醒脾选用砂仁、鸡内金、焦三仙。

“肾气充则主宰有力，月事以时下。”滋阴选用生地黄、黄精、枸杞子、女贞子；填精选用阿胶、龟板、鳖甲。

“妇人百病，皆自心生。”养心选用炒酸枣仁、柏子仁、龙眼肉；宁神选用琥珀、夜交藤、灵磁石。

此外，还须根据经前、经期、经后 3 个不同时期，分阶段论治。

1. 经前调气

有反应始，如烦、痛、胀、肿者为经前期，因反应不同而分两类：肝郁者舌苔薄黄、脉象弦细、乳胀胁满、小腹引痛、烦怒不安，宜疏肝，投丹栀逍遥散，选用柴胡、白术、当归、蒲公英、丹皮、郁金、石菖蒲、赤芍、白芍、鸡血藤、益母草、川楝子、生栀子，再选加调整内分泌的泽兰、茜草、川续断、龟板、鳖甲、女贞子；宫寒者苔薄白、舌质淡、脉沉细、腹凉下坠、隐痛筋掣、形寒乏力，宜暖宫，投温经汤，选用党参、阿胶、当归、白芍、桂枝、炮姜、乌药、炒橘核，再选加调整内分泌的枸杞子、蛇床子、菟丝子、淫羊藿、紫河车粉、补骨脂、鹿角霜。

2. 经期调血

见红时便进入经期，有 3 个治疗原则：问量定向——量多者补摄，量少者通利；问寒热定性——寒者温之，热者凉之；必须调肝——女子以肝为本，宜用香附、柴胡、炒橘核等调肝之品。

3. 平时调肾

经净后至反应前属平时阶段，利用肾的阴阳互根加以调肾，交替选用两种丸药。

通用：乌鸡白凤丸、八珍益母丸、六味地黄丸、杞菊地黄丸。

偏寒：艾附暖宫丸、女金丹。

偏热：加味逍遥丸、得生丹。

止带下沈氏女科有两首家传效方。

分辨虚实：苔薄者属虚，用地黄汤加减，选用生地黄、黄精、泽泻、云茯苓、蛇床子、生杜仲、仙鹤草、扁豆衣、鹿角霜。苔腻者属实，投温胆汤化裁，选用竹茹、枳壳、云茯苓、陈皮、海藻、泽兰、莱菔子、生薏苡仁、生牡蛎、生龙骨、海蛤壳。

沈氏女科种嗣有特色和优势。在调经止带的基础上，再配以种嗣，收效明显。种嗣可视体态投药。

体胖者可用散剂：苍术 10g、半夏 5g、陈皮 10g、云茯苓 10g、神曲 15g、川芎 5g、鹿角粉 5g、沉香粉 3g，共研细末分 15 包，经前半月起服，每日 1 包，分两次冲服或装胶囊吞服，调治 2 ～ 3 个月经周期；体不胖者，可据证选用 12 个“子”：菟丝子 10g、蛇床子 10g、金樱子 10g、女贞子 10g、枸杞子 10g、川楝子 10g、车前子 15g、补骨脂 10g、覆盆子 10g、茺蔚子 10g、五味子 5g、香附子 10g。

家传 1 首种嗣效方“多子多福金钟丸”：韭菜子 30g、蛇床子 20g、九香虫 20g、生黄芪 30g、白人参 5g、三七 15g。男性加桂枝 10g、乌药 10g、生王不留行 10g；女性加龟板 15g、当归 15g、香附 10g。共研细末，水泛为丸，梧子大小，每日两次，每次 3g，两个月为 1 个疗程。

养肝疗眼疾

《素问·金匮真言论篇》曰：“开窍于目，藏精于肝。”《灵枢经·脉度》又云：“肝气通于目，肝和则目能辨五色矣。”说明肝与目关系十分密切。肝和肾有相生关系，肝的疏泄条达和调节血量的功能，必须依赖肾阴的滋养，而肾阴的再生又需要通过肝的疏泄而入于肾，因此“肝肾同源”。眼科中的内眼病，诸如青光眼、色盲、夜盲、飞蝇症及其他眼底病，大致都可调肝滋肾，从肝肾论治而获效。所以内眼病常以滋水涵木立法，以杞菊地黄汤为主方，再配以明目的决明子、清肝的夏枯草。

《医级》载杞菊地黄丸，以生地黄、山茱萸滋肾，枸杞子、白菊花涵木。滋水还可选用黄精、何首乌、麦冬，涵木还可选用女贞子、钩藤。另外，还应加柔肝之品，如当归、白芍，引入肝经之品如薄荷、川楝子，导血下行之品如川牛膝、川续断，以助涵木之力。

滋肾为主，辅以涵木，配以柔肝，引经下导，这便是沈氏女科治疗内眼病的方略所在。

简单实用眼部保健操

中医讲“肝藏血”“肝开窍于目”。目为视觉器官，又称“精明”。《素问·脉要精微论篇》说：“夫精明者，所以视万物，别黑白，审短长。”目为五官之一，与肝相合。肝开窍于目，是指肝主管着目的功能活动。肝的经脉上联目系，目的功能有赖于肝气之疏泄和肝血之营养。《灵枢经·脉度》说：“肝气通于目，肝和则目能辨五色矣。”

由于肝与目的关系非常密切，因而肝的功能是否正常，往往可以从目中反映出来。如肝之阴血不足，则两目干涩，视物不清或夜盲；肝经风热，则可见目赤痒痛；肝火上炎，则可见两目红肿疼痛；肝阳上亢，则头目眩晕；肝风内动，则目斜上视等。

介绍一套沈氏女科简便实用的眼部保健操。

第一步，先取眉毛内侧端足太阳膀胱经的攒竹穴，揉压 1 分钟。

第二步，沿眉毛内侧端到眉毛尾端的手少阳三焦经的丝竹空穴，揉压 1 分钟。

第三步，眼睛直视，瞳孔直下，眼眶下孔凹陷处取足阳明胃经的四白穴，揉压 5 分钟。

第四步，拇指、示指二指并拢，当第 1、2 掌骨间背侧肌肉最高部的中央取手阳明大肠经的合谷穴。合谷穴取穴也可以把拇指、示指两指张开，以另一手的拇指指间横纹放在虎口上，在拇指指尖所指之处即为合谷穴。合谷穴同样揉压 5 分钟。

攒竹、丝竹空、四白 3 个穴位均位于眼睛四周，属中医针灸的局部取穴，合谷穴位于手上，属中医针灸的上病下取、远端取穴的治疗原则，同时，这 4 个穴位分属的膀胱经、三焦经、胃经、大肠经，均为多气多血之经，能助气血上行到目系，改善局部气血运行。坚持按揉这些穴位，持之以恒对养肝明目会起到很好的辅助作用。

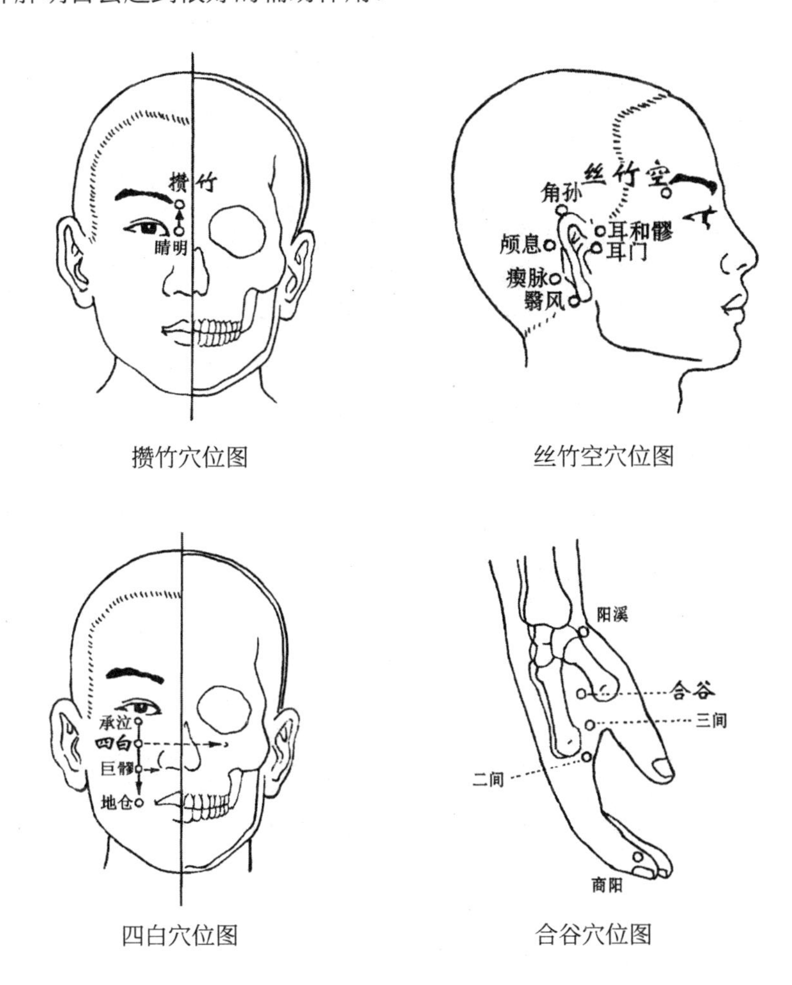

攒竹穴位图　　丝竹空穴位图

四白穴位图　　合谷穴位图

另外，对于外伤引起的眼部出血等眼科疾患，沈氏女科摸索出一套行之可行的治疗手段，除前面介绍的滋水平肝方药疗法外，配合针灸，稳定情绪，可以取得比较满意的治疗效果。

针灸取穴分 3 组。

百会：督脉穴，于头顶凹陷处取穴，古人云此穴可容豆。

神庭：督脉穴，在头部，前发际正中直上 0.5 寸。

这两个穴位可调节神经功能，安定情绪。

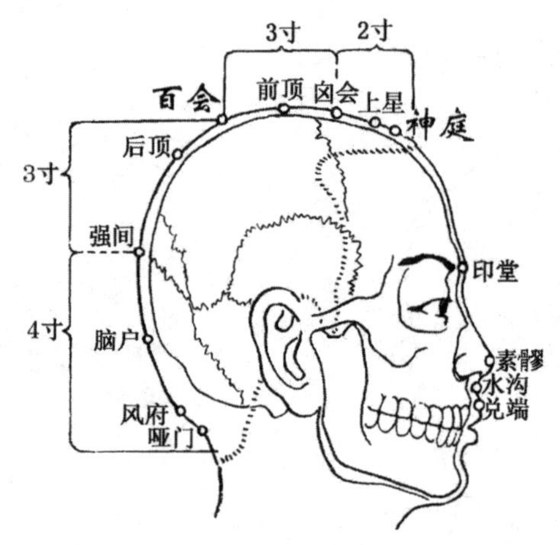

百会、神庭穴位图

太冲：足厥阴肝经穴。

太溪：足少阴肾经穴。位于足内侧，内踝尖与跟筋腱之间的凹陷处。

这两个穴位能平肝调肾。

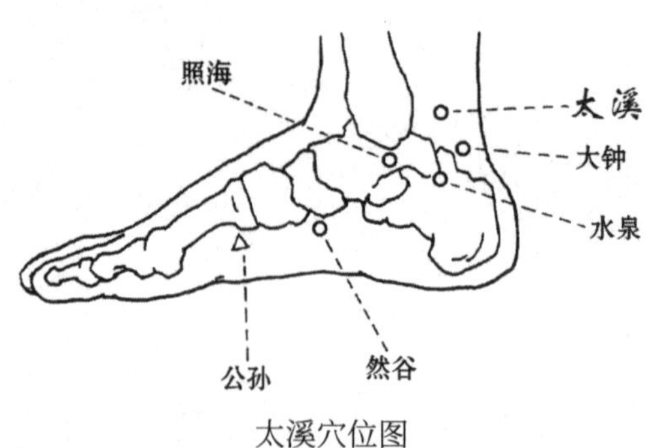

太溪穴位图

攒竹：足太阳膀胱经穴。

太阳：经外奇穴，位于眉毛外侧端与眼尾外侧之间，向后约一横指的凹陷中。

这两个穴位可加强眼部的气血运行。

上面的穴位隔日针 1 次，也可加电针 20 分钟。

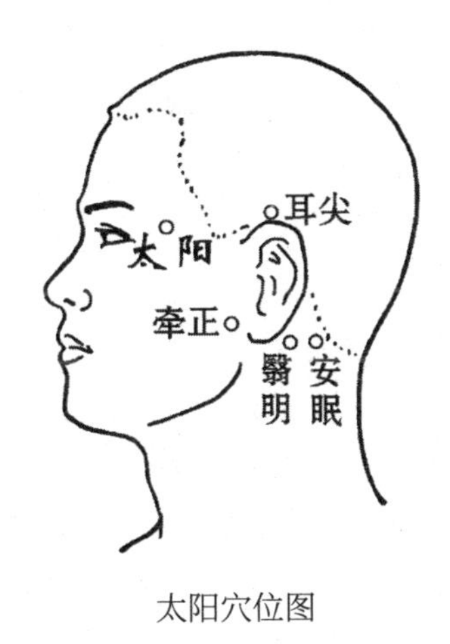

太阳穴位图

更年期综合征最需养肝

女性更年期综合征，是指妇女从生育年龄过渡到年老阶段（45 ～ 55 岁之间），因卵巢功能减退给机体带来的一系列改变。妇女在绝经期前后，围绕月经紊乱或绝经，出现如烘热汗出、烦躁易怒、潮热面红、眩晕耳鸣、心悸失眠、腰背酸楚、面浮肢肿、情志不宁等症状。现代医学称之为“更年期综合征”。中医属“郁证”“绝经前后诸证”范畴。

更年期养生重在养肝抑躁。女性进入更年期，心情容易急躁，各个方面都出现了明显的变化。只要通过积极的锻炼，配合医生的治疗，尤其应重视自身的调养，完全可以推迟更年期的到来或减轻病理现象的出现，平平稳地度过更年期。

一、女性更年期调养法则

1. 保持稳定、乐观的情绪

稳定、乐观的情绪是本病得以恢复的重要条件。对于情绪不稳，易激怒、焦虑及抑郁的患者，应保持乐观、豁达的性情，平时要注意培养自己的业余爱好，如养花、养鸟、养鱼、书法、绘画、编织，这不仅能够转移对病症的注意力，而且能以“静”的习惯克服“躁”的不良情绪。有资料表明，在更年期出现精神异常的患者中，有2/3的人在发病前遭受到不同程度的精神刺激。因此，改善不良环境，避免不良刺激，是更年期心理保健的一项重要措施。

2. 规律、正常的性生活

规律、正常的性生活是男女双方顺利度过更年期的重要内容。要消除传统观念的束缚，凡处于更年期的男女，如身体无严重疾病时，均可过正常的性生活，但不可纵欲，也不要因性欲或性功能减退而忧心忡忡。女性由于雌激素缺乏引起阴道上皮萎缩，失去润滑性，而造成性交困难或疼痛时，可用润滑剂，同时注意会阴部清洁，避免泌尿系统感染。

3. 积极参加体育活动

积极参加体育活动，不仅能增强体质，控制体重，而且还可使神经系统兴奋和抑制的调节能力更为完善，从而使大脑皮层的功能得到调节，对失眠、精神抑郁等也有良好的治疗作用。锻炼的具体方法有慢跑、散步、骑自行车、打太极拳等。

4. 合理安排饮食

要适当控制进食量，不能过饱，少吃多餐，控制肥甘，尤其是甜食和含脂肪高的食物。更年期有些患者嗜甜，这不但会导致肥胖，而且可增加心脑血管疾病、糖尿病的发生。同时，应多食高蛋白的食物，如鱼、瘦肉、豆制品、花生；多吃含钙高的食物，如牛奶、乳制品、小鱼、虾、蟹和蛋类，以增加人体含钙量，防止出现骨质疏松症；多吃含纤维素高的水果和蔬菜，如香蕉、梨、芹菜、韭菜、白菜，以促进肠蠕动，防止便秘。采取上述措施则容易度过更年期。

二、方药治疗

妇女更年期容易出现烘热胁胀、头痛眩晕、烦躁易怒、苔薄黄、舌质红、脉弦数等症状。因此，治疗要清肝泻火，除烦抑躁，方以丹栀逍遥散加减。同时运用现代医学研究成果，增加调整大脑皮层中枢的石菖蒲、郁金和调整内分泌功能的蛇床子、菟丝子、女贞子、川续断等，以增加疗效。

三、更年期综合征的食疗保健

合欢茶：合欢花、白菊花各30g，绿茶1撮，沸水冲，当茶饮。合欢茶能疏肝解郁，调整心情，更年期妇女可以长期服用。

枸杞菊花粥：枸杞子20g，白菊花20g，粳米50g，蜂蜜少许，共煮成粥。经常服用能补肾清肝。更年期妇女出现头晕眼花、五心烦热、烦躁易怒者，可经常食用。

地黄枣仁粥：酸枣仁、生地黄各30g，大米100g，共煮成粥。适用于五心烦热、面热汗出、耳鸣腰酸、烦闷易怒、口苦尿黄、多梦便干等症。

解除失眠之苦要从养肝着手

中医把失眠症称作“不寐”“不得卧”“不得眠”“目不瞑”等。失眠症可分为入睡困难、易醒不能再眠、时眠时醒、眠而梦多等多种类型，常伴眩晕、头痛、心悸、疲乏，既危害身心健康，又影响工作和生活。防治失眠症是中医养生的重要课题。

失眠症的中医病因最早载于《黄帝内经》，所谓的“胃不和则卧不安”，可以广义地解释为脾胃不和、消化不好均可影响入寐。后世对失眠症的病因有了充分的发挥，如《诸病源候论》指出脏腑气机失调和营卫不和是不寐的重要病机；《景岳全书》提出：“盖寐本乎阴。神其主也，神安则寐，神不安则不寐。”明确提出心神不安是失眠症的主因，而造成心神不安有虚实两端，虚者“营气不足”，实者“邪气之扰”；《医宗必读》把失眠症的病因概括为气虚、阴虚、痰滞、水停、胃不和；《冯氏锦囊》认为不寐跟肾阴盛衰有关；《证治要诀》则认为不寐跟阳虚有关。总结历代医家论述失眠症的中医病因，是由于内伤或外感导致心、肝、胆、脾、肾功能失调，心神不安而成。

沈氏女科从临证实践和催眠实效出发，认为分清失眠症虚实最为重要。将失眠症归纳为“阴虚火旺”和“痰瘀上扰”两大类。

阴虚火旺：用杞菊地黄汤加减，主药有黄精、云茯苓、黄连 3 味。手足心热或出汗心烦，加玉屏风散益气固表。肾阴虚兼腰膝酸软，加六味地黄丸滋补肾阴。肝阴虚兼胁胀叹息，加柴胡疏肝散疏肝解郁。心阴虚兼心悸心慌，加天王补心丹滋阴养心。脾阴虚主要是血虚兼面白肢困，加归脾丸健脾养心。肺阴虚兼干咳咽燥，加百合固金丸养阴润肺。火旺者舌尖红、脉细数、心烦尿黄，是心火上炎，加交泰丸交通心肾。肝火亢盛可见口苦易怒、胁胀脉弦，加龙胆泻肝汤清肝泻火。

痰瘀上扰：用十味温胆汤和血府逐瘀汤加减，主药有莱菔子、丹参、夜交藤 3 味。痰迷心窍可见癫痫狂证、眩晕心悸，加涤痰汤涤痰开窍。痰停少阳可见往来寒热、梅核哽喉、月经不调，加温胆汤解郁祛痰。痰阻中焦可见脘胀嗳气、大便不畅、胸脘堵闷、嘈杂不饥、肢体沉重，加平胃散苦温燥湿。痰注四肢可见麻木肿胀、活动失灵、麻木偏瘫，加补阳还五汤通络祛痰。痰窜经络可见瘰疬肿块，加消瘰丸软坚祛痰。局部血结证可见定处刺痛、肿块拒按、关节变形肿痛，加当归四逆汤温经通络。全身血滞证可见发绀面黑、白睛血丝、眼眶青暗、皮肤紫斑、白斑甲错、青筋红缕、毛发枯黄、舌质紫暗、脉象沉涩，加急救回阳汤温阳化瘀。

一、催眠的单方、验方

交泰丸：黄连、肉桂按3:1，共研细末，装入1号胶囊，睡前服5粒。

开心散：人参、石菖蒲、云茯苓、远志按1:3:6:2，共研细末，装入1号胶囊，睡前服5粒。

龙蒲饮：生龙骨30g，石菖蒲10g，煎水取汁，冲白菊花代饮。

归参煎：当归10g，党参20g，煎水取汁，煮食山药30g。

枣圆汤：丹参30g，煎水取汁，炖桂圆10g、红枣20g食用。

枣仁粥：酸枣仁30g，酸枣树根30g，何首乌20g，煎水取汁，煮米成粥食用。

二、催眠的饮食疗法

饮食对睡眠很有影响，这就是《黄帝内经》所讲的"胃不和则卧不安"，造成"胃不和"的原因概括起来有两条。

一是晚餐过饱，尤其是夜宵等不良习惯，饮食过多，充血于胃，大脑相对缺血，造成入睡困难或虽卧梦多。二是肥甘炙煿过量，难以消化，增加胃肠负担，升降失调，难以入睡。

影响入睡的食品主要有茶叶、咖啡、韭菜、葱、姜、羊肉、狗肉、虾类、螃蟹、蚕蛹、内脏类，特别是动物的鞭、睾丸、卵巢。

利于入睡的食品主要有茯苓、山药、酸枣仁、何首乌、百合、莲肉、薏苡仁、木耳、桂圆、红枣、枸杞子、菊花、山楂、橘皮、谷麦芽、萝卜籽、西红柿、豆浆、花生、鸡蛋。

三、催眠的8个食谱

五子登科羹：枸杞子10g、麦芽20g、莲肉20g、薏苡仁50g、红枣10g，洗净加水煮烂，用生何首乌粉10g勾芡成羹食用，甜食者放适量冰糖，咸食者放适量食盐、香油。不宜放白糖、味精。

菊花宁神饮：杭菊花10g、生山楂30g、橘皮20g，洗净冷水浸泡1小时以上，煮沸后去渣存水，加蜂蜜适量，冷热饮均可。

苓山素菜包：水发黑木耳或银耳30g、青菜100g、枸杞子10g，洗净剁碎，加调料做成馅。茯苓粉、山药粉、薏苡仁粉各100g，面粉50g，和匀，发酵，做成包子，蒸熟食用。

一身清白：水发银耳20g、百合30g，洗净撕开，芹菜200g，洗净切段，油锅煸炒至熟食用。

红黑双赢：水发黑木耳30g，洗净撕开焯熟，西红柿200g，洗净切丁，油锅煸炒至熟食用。

赤冠雪芽：枸杞子10g，洗净泡软，萝卜子挑净，发芽洗净凉拌，按口味加调料。

玫瑰烤：玫瑰花30g、葱白3根、丹参20g，洗净浸泡于适量盐水中。羊心或猪心洗净切片，浸泡于上述盐水中半小时烤食。

仙人粥：小麦30g、红枣10枚、茯苓20g、粳米100g，洗净熬粥食用。

四、催眠的综合疗法

所谓“综合”，就是除用药物之外的体疗、光疗、水疗、意疗、艺疗及其他非药物疗法。

1. 体疗

体疗即运动，有助于安眠。运动方式可依个人兴趣选用体操、舞蹈、练拳、爬山、骑车、游泳、打球、慢跑、散步等，运动量以运动后心率增加30～40次，休息5分钟后复常，不感疲劳为度，运动要持之以恒。

体疗催眠以室内散步、打太极拳最佳。以放松神态、稳定心态、平衡体态为三要，睡前散步以10分钟为度，利于安静入睡。睡前太极拳以陈氏简易二十四式为妥，要“意守”（精神专注）、“调息”（呼吸均匀）、“动形”（形体平衡），有人比喻太极拳的催眠作用“操练一套太极拳，胜过两粒速可眠”，并非过言。

2. 光疗

光疗俗称“晒疗”，也就是日光浴。日光中的紫外线可脱敏、镇静。红外线可扩张血管，增强代谢。可见光能通过中枢神经的反射，调整各组织器官的功能，这些都利于催眠。光疗时间宜选在上午 9 ～ 10 点（夏季安排在下午 3 ～ 5 点），取卧位或坐位，并不断变换体位，以便均匀采光。光疗时间不超过 15 分钟，要防止晒伤，若与运动结合，则效果更佳。

3. 水疗

水疗有 3 种：冷水浴、矿泉浴和海水浴。

冷水浴有助于增强心血管功能，促进胃肠蠕动，提高消化能力，而有催眠作用。可取面浴和足浴两种形式：先浴面，将面部浸入冷水中，水温低于 25℃，用鼻呼气，呼毕抬头吸气，反复 10 次，再用毛巾蘸冷水摩擦脸、耳、颈部 10 次，擦干后用手掌摩面、颈直至发热。再将双足浸入冷水中，每次 1 分钟，连续 10 次，擦干后用手掌按摩足心涌泉穴各 30 次。

矿泉浴又称温泉浴。其温热性可促使毛细血管扩张，加快血液循环。温泉中的机械浮力和静压力可起到按摩的功效。矿泉中的化学成分对人体也有药效作用，如硫可兴奋神经、消除疲劳，镁有镇静作用。可取全身浸浴法，浸泡 15 至 20 分钟，水温应在 37 ～ 38℃。在水中同时用手轻摩机体，增其效应。浴后适当休息，并补充水分。每天 1 次，连续 3 次，休息 1 天再浴。

海水浴指在天然的海水中浸泡、冲洗或游泳。海水同人体的温差犹如冷水浴。海水中的多种盐类附着于皮肤，刺激神经末梢，可以提高免疫功能，改善皮肤的血液循环和代谢，而具镇静安眠作用。海水浴的时间一般取每年的 7 ～ 9 月，上午 9 ～ 11 点、下午 3 ～ 5 点为宜，每次不超过 1 小时，以不感疲劳为度。浴后要用淡水冲身。

4. 意疗

心情关乎睡眠。七情所伤常是失眠的主因，实施意疗是催眠的主要保证，其效果有时药物都无法取代，心情务必要保持舒畅愉快，清静养神，避免惊恐，克制恼怒，心态平衡，恬淡虚无，必然入寐。

5. 艺疗

琴棋书画四趣和音乐、戏剧、娱乐都是高尚的文艺活动，借以陶冶情趣，松弛神经，有良好的催眠作用。艺疗就是参与各种有利于身心健康的文艺活动，借以开阔心胸，转移忧郁，平息恼怒，便于宁静入睡。应当提倡睡前听听轻音乐，挥笔作画，操琴静心，都有良好的催眠效应。

6. 指针

睡前指压神门、三阴交、中脘、申脉、照海诸穴。

7. 泡脚

茯苓 15g、炒酸枣仁 30g、夜交藤 30g，煎水，睡前泡脚 15 分钟，放在足疗仪中同时足疗效果更好。

8. 气功

卧功，意守丹田，放松身心，宁静入睡。

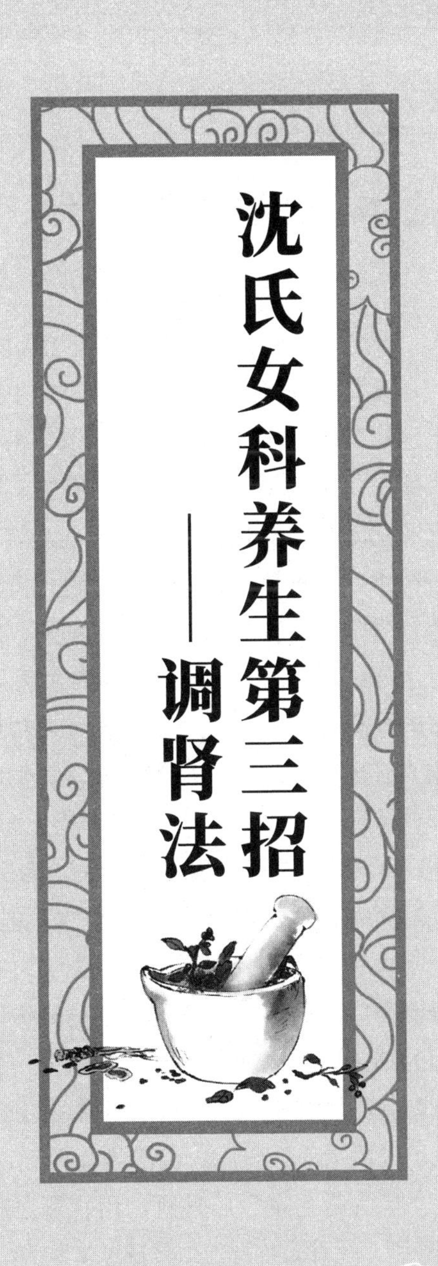

沈氏女科养生第三招——调肾法

肾乃先天之本　补肾不如调肾

“先天之本在肾”，语出《医宗必读》。先天者指人体受胎时的胎元，也就是男女媾精的精气，或称“先天之精”，说明肾为生殖发育之源。所谓的“禀赋”，这是基因组分的雏形，与“先天之精”相对。肾还藏“后天之精”，也即五脏六腑所化生的精气，这是滋养脏腑、肢体各部，维持人体生命、生长、发育的基础物质，也就是能源所在。前人有肾为“水火之脏”的称谓，肾既有肾水，又称真水、肾阴、元阴、真阴，是肾脏功能活动的物质基础。肾还有肾阳，又称真火、元阳、真阳，是肾脏功能活动的动力。肾阴和肾阳相互依附为用，成为人体的生命之源。

“先天之本”的临床价值有两部分：一是“先天之精”。凡婴儿出生后发育方面的障碍，如“五迟”（站立、行走、长发、生齿、说话均比正常儿童要晚）、“五软”（头项、口、手、足、肌肉均痿软无力）、“解颅”（前囟宽大、头缝裂开不合）等，均与先天之精不足有关。治疗当以补肾为主，如用补骨脂、鹿角霜、二至丸、六味地黄丸等，而在妊娠时要多食木耳、枸杞子、核桃、山药、何首乌之物，有利于补充“先天之精”。二是“后天之精”。此为肾脏重要而广泛的功能，也是有关功能失调从肾论治而获效的道理所在。这方面的临床应用主要有“肾主生殖”。男女生殖器官的发育成熟及其生殖能力均赖肾气的充实，如生殖异常可用蛇床子、女贞子、川续断、淫羊藿、菟丝子、黄精、补骨脂、山药等补肾气、调阴阳诸药。

“肾主骨生髓”，“齿为骨之余”。凡骨、齿、髓之病变重在补肾，投生地黄、川续断、补骨脂、鹿茸、益智仁、骨碎补、狗脊、桑寄生、牛膝、冬虫夏草之类。

“肾主水”。肾对调节体内水液代谢平衡起着重要作用。水液的输布主要靠肺的肃降、脾的健运和肾的蒸化。肾与膀胱相表里，水液的潴留、分布和排泄也要靠肾的开阖作用，故水肿等水液代谢异常的病症也以投补肾药为主，如黄柏、知母、桂枝、附片、川椒、泽泻、云茯苓等。

“肾主纳气”。肺虽然主呼吸，但肾能摄纳肺气，咳喘患者特别是老年患者常伴肾亏表现，称为肾不纳气。此时单纯肃降肺气疗效平平，如加入补肾纳气的金匮肾气丸、补骨脂、巴戟天、蛇床子、牛膝、川续断、蛤蚧、胡桃、温肭脐等，再配以降肺的紫菀、川贝母则疗效会明显提高。

“肾主伎巧”“肾藏志”。伎巧者精巧灵敏，志者专意不移。肾的这种功能是精神活动的一种表现，临床凡见精神不振、动作迟缓、精巧迟钝、健忘失眠者投以补肾宁神药，如鹿茸、灵芝、黄精、何首乌、阿胶、龙眼肉、桑椹、枸杞子、益智仁、菟丝子、生地黄等，常能获效。

“肾气通于耳”，“在窍为耳”。耳疾如耳鸣、耳聋补肾开窍有效，投生地黄、阿胶、石菖蒲、蝉衣或杞菊地黄、知柏地黄之类。

“其华在发”。白发、脱发，尤其中老年人，常投补肾生发之品，最典型的是常服用何首乌，配以黄精、当归、阿胶，名方有“七宝美髯丹”，均以补肾为主。

“开窍于二阴”。前阴指尿道，后阴指肛门，说明两便与肾有关。小便不利、尿频尿痛可用滋肾通关丸（知母、黄柏、肉桂），大便秘结可投肉苁蓉，均是二便异常从肾论治的例证。

补虚之法，历来有“健脾”与“补肾”之争。其同者均从“本”治。健脾者抓“后天之本”，补肾者抓“先天之本”。其异者，健脾实质是调补气血，补肾者实质是调整阴阳。脾土属中焦，是脏腑生理活动的中枢，中焦运化正常，则承上启下、升清降浊、脏腑的生理活动就能平衡，正气由虚转旺，“邪不可干”。所以“健脾”派力主调补中焦脾土。但是补气养血之品，一者性温，易有热性炎上之虑，过量常服，致口干咽燥，甚则鼻衄、躁烦；二者味腻，常有碍胃减纳之弊，过量常服，多致食纳下降，得不偿失。

肾脏属下焦，为先天之本，元气之根，主藏精气。在五脏六腑中唯独肾脏有双性，既阴又阳，既水又火，是人体生命活动的原动力。脏腑的生理活动包括脾土的运化，全赖肾气的蒸化。肾阴不足，影响“肾藏精”的功能，使生长发育、生殖繁育失调，缺乏物质基础；肾阳衰弱影响“肾为气根”的功能，使脾土的运化、人体的热能下降，缺乏生命动力，可见肾脏在人体中的主宰作用。补肾者必调阴阳，这比健脾更全面，而且可克服补气养血之品炎上和碍胃的两个弊端。

中医治肾叫补肾，肾阴虚补水，肾阳虚补火。明代有位中医大家，名字叫张景岳，他治病很有特色，认为单纯补肾疗效不好，应当根据肾的双重性，采取调整的办法，会明显提高疗效。他有明训：“善补阳者必于阴中求阳，则阳得阴助而生化无穷；善补阴者必于阳中求阴，则阴得阳升而泉源不竭。”也就是说在温补肾阳时，稍配滋阴之品，如枸杞子、女贞子、旱莲草、生杜仲、桑寄生之辈；在滋补肾阴时，稍佐温阳之品，如蛇床子、淫羊藿、菟丝子、肉苁蓉、巴戟天之类。

沈氏女科非常推崇张景岳的主张，亦认为肾亏者不能单纯补之，肾脏有二，寓于水火，是五脏中唯一的双性者，由于阴阳互根，阳衰可及阴，阴损可及阳，故调肾比单纯补肾更加有效，补肾重在调肾阴阳。在传承古人经验的基础上产生了沈氏女科的调肾法。

临证时应用“调肾”法，因阴虚多见，一般以杞菊地黄汤为基本方，再佐以 1 ～ 2 味温阳之品。其中生地黄滋肾阴为君，以黄精易山茱萸，再配伍枸杞子滋肝肾之阴，山药滋脾肾之阴为臣，4 味相得益彰，肝、脾、肾阴俱滋，黄精又能气阴双补；泽泻、云茯苓，淡渗利湿，滋而不滞为佐；丹皮、菊花，清泻虚火，温而不热为使；伍 1 ～ 2 味温阳之品，常用蛇床子、淫羊藿以阳中求阴。然后再随病、随证加味，成为有效的补虚基本方。

温阳以肾气丸、右归饮为主方，但投用温阳药当慎重。温阳药药力大，作用快，但副作用也大，务必对证。为防伤津动血，可用久煎法先煎半小时，或用知母、黄柏、蒲公英之类寒性反佐，防其伤阴之虑，可改温燥的桂枝、附子，代之以温润的蛇床子、补骨脂、肉苁蓉、淫羊藿等。

补虚调肾地黄方

地黄汤（丸）又名六味地黄丸，出自宋代钱乙所撰《小儿药证直诀》，由熟地黄、山茱萸、干山药、泽泻、牡丹皮、白茯苓6味组成。滋补肾阴，专治肾阴不足、虚火上炎的五心烦热、腰酸头晕、咽干耳鸣、盗汗遗精、苔净质红、脉沉细数。

该方由三补三泻组成。熟地黄滋补肾阴（沈氏女科改用生地黄补而不腻，用10～15g），山药滋补脾阴（用10g），山茱萸滋补肝阴（沈氏女科以黄精代之，肝脾兼顾且价廉，用10g）。补中有泻，泽泻（10g）清泻肾火，防熟地黄之滋腻；云茯苓（10g）淡渗脾湿，助山药之益脾；温中有清，丹皮（10g）清泻肝火，制山茱萸之温。6味合用，三补三泻，其中补药用量重于“泻药”，是以补为主；肝、脾、肾三阴并补，以补肾阴为主，这是本方的配伍特点。

六味地黄丸本由《金匮要略》的肾气丸减温燥的桂枝、附子而成，原名“地黄丸”，用治肾怯诸证。《小儿药证直诀笺正》说：“小儿阳气甚胜，因去桂附而创立此方，以为幼科补肾专药。”原治小儿发育不良的“五迟”证，现今广泛用于肾阴不足证，特别治疗糖尿病、慢性肾炎、肺结核、高血压病、神经衰弱、功能性子宫出血、甲状腺功能亢进等属肾亏证类，为补肾之效方。

东汉张仲景所撰《金匮要略》中，还有桂枝、附子两味，名为“肾气丸”或称“金匮肾气丸”，又称“附桂八味丸”，加强温补肾阳之力，成为肾阳不足证类的代表方。

宋代严用和撰《重订严氏济生方》，以桂枝易官桂，再加车前子（沈氏女科用车前草30g）、川牛膝（15g），名为“济生肾气丸”，除温阳外，增强利水之力，而治阳虚水肿之证。

《重订严氏济生方》将肾气丸中增鹿茸（用散剂，1～3g，冲服）、五味子（10g），名为“十补丸”，主治肾阳衰微、腰酸面黑、足冷且肿、形瘦神疲。

清代杨乘六辑《医宗己任编》，以六味地黄丸加五味子，名为“七味都气丸”，简称“都气丸”，以五味子酸敛纳气而治肾阴不足、肾不纳气的喘息难卧。

清代吴谦等编《医宗金鉴》，以六味地黄丸加知母、黄柏（各10g），名为“知柏地黄丸”，增强清降相火之力，善治阴虚火旺证。

清代董西园撰《医级》，以六味地黄丸加枸杞子、菊花（各10g），名为“杞菊地黄丸”，增加养肝明目之力，善治水不涵木证；加麦冬、五味子（各10g），名为“麦味地黄丸”，增加润肺清肺之力，善治肺肾阴虚之劳热咳血；加当归、白芍（各10g），名为“归芍地黄丸”，增加柔肝之力，善治肝肾阴虚之胁痛眩晕；加人参（3g，另煎兑服）、麦冬（10g），名为“参麦地黄丸”，增加补气养阴之功，善治气阴两虚之久咳喘息；加菖蒲（用石菖蒲10g）、磁石（10g）、五味子（5g），名为“耳聋左慈丸”，增加通窍之力，善治肾虚耳鸣。

明代张景岳著《景岳全书》，以六味地黄丸去泽泻、丹皮，加枸杞子（10g）、炙甘草（5g），名为“左归饮”，既补真阴，又养肝血，组成滋肾养肝益脾之方，为单纯“壮水之剂”，适治肾、肝、脾三阴之虚，腰酸遗泄、口渴欲饮、咽燥盗汗、舌光质红、脉象细数诸症。《景岳全书》还有“左归丸”组方，除用三补的熟地黄、山药、山茱萸之外，还加枸杞子、川牛膝、菟丝子、鹿角胶和龟板胶，其滋补之力大增，为培补元阴、填充精血之剂，适于精髓亏虚、津液枯涸之证；《景岳全书》还以“肾气丸”去三泻（丹皮、泽泻、云茯苓），加入枸杞子10g、生杜仲10g、炙甘草3g，组成“右归饮”，其温补之力更大，专治命门火衰证。右归饮去炙甘草，加菟丝子、鹿角胶、当归，名为“右归丸”，温补之力更强，尤治年迈久病的火衰证，如畏寒肢冷、气衰神疲、腰膝酸软、阳痿滑泄等。

中医补虚历来有补脾、补肾之争。沈氏女科主张对虚证健脾不如补肾。补肾更要强调阴阳互根，应遵张景岳古训“阳中求阴”和“阴中求阳”，因此补肾重在调肾。调肾主方乃上述地黄类方剂。

调肾食谱

沈氏女科经常使用的食疗方法就是每天吃10个核桃仁、10个莲子。中老年人、年轻人、不育不孕者都可以用这个食疗方，尤其是肾亏的人，经常食用是有好处的。

核桃仁形似人的脑髓，有补脑的功效，同时也可以补肾。脑为髓海，肾主骨生髓，肾精不足，脑髓空虚。核桃仁补肾温阳，强壮腰膝，所以它既补肾又健脑。莲子可以益肾固精，补脾养心。针对女性的肾亏，还可再加上银耳。银耳性味甘、平，无毒，归肺经、胃经、肾经。它能滋补生津、润肺养胃，女性多吃还可以美容养颜。银耳吃法很多，做成银耳羹、煲粥、凉拌、热炒都可以。

沈氏女科总结出历代延年保健名方6则。

1. 延寿丹。出于《丹溪心法》，壮阳滋阴，用于腰酸乏力、阳痿尿频。

2. 全鹿丸。出于《景岳全书》，滋补强壮，固精益气，用于耳鸣头晕、腰膝无力、怕冷阳痿、尿频遗精。

3. 龟龄集。出于《集验良方》，壮阳补气，用于阳痿遗精、腰酸腿软、神疲乏力。

4. 河车大造丸。出于《红炉点雪》，补肾滋阴，乌发明目，用于阴虚内热。

5. 人参固本丸。出于《养生必用方》，补气滋阴，用于气阴两虚、气短乏力、五心烦热、头晕腰酸。

6. 八珍糕。出于《外科正宗》，健脾补气，养胃和中，用于脾虚食少便溏。

沈氏女科还有一个家传的调肾茶，不仅可以调肾减肥，还可以延年益寿。

组成：枸杞子、决明子、炒白扁豆、山药、茶叶（最好是普洱、铁观音）等量开水冲泡。

这是个辅助治疗的方法，除了儿童不能饮用，失眠患者慎用外，没有其他禁忌。

中医有肝肾同源之说，肝藏血，肾藏精，精血同源，互相化生。枸杞子补肝肾、明目；决明子清肝明目、润肠通便。两者可以“肝肾同源”“同调同治”。

中医还有“脾为后天之本”“肾为先天之本”一说，脾肾相互资助，相互促进。白扁豆健脾祛湿；山药益气养阴，补肺脾肾。两者“脾肾互联”，也可以“同调同治”。

茶叶消脂减肥，同时又可避免药味太浓影响口感，起到矫味、调味的作用。

调肾功法

沈氏女科推荐6个强肾保精的功法，经常练习对健身、行房、延年均有益。

第一法：叩齿提肛。

每日晨起卧位，叩齿百次，然后舌舔上腭、齿龈，含漱津液，频频咽下，并意送丹田，往返百次。再于吸气时收肛，呼气时松肛，一收一松为1次，连续50次。此功法益精清降，提高性功能，可以治疗阳痿、早泄等性功能障碍。

第二法：搓摩涌泉。

取坐位，双掌互相搓热，分别紧贴足跟内侧，沿踝关节至三阴交穴，往返搓摩30次，然后用手掌分别搓摩足心涌泉穴各百次，并意守涌泉。此功法交通心肾，强身宁神，可以防治遗精、早泄和性欲冷淡。

第三法：双掌摩腰。

取坐位，双掌分别贴于后腰肾俞穴，并以中指点压命门穴，再从上向下摩腰百次，并意守命门穴。此功法温肾摄精，壮腰抗衰，可以防治阳痿、早泄和腰酸膝软。

第四法：疏通任督。

取仰卧屈膝位，一手扶小腹，另一手中指点压神阙穴 50 次，换手再做 50 次。然后一手扶小腹，另一手搓摩长强穴 50 次，换手再做 50 次。接着双掌重叠压在会阴穴上，正反方向各揉按 50 圈。最后双手掌重叠压在小腹部，正反方向各揉按 50 圈。此功法调节任督脉，疏通气血，可以防治泌尿生殖器的各种疾患。

第五法：男子固精。

取仰卧屈膝位，双掌互相搓热，一手扶小腹，另一手上下提兜阴囊百次，换手再做百次。接着一手扶小腹，另一手一抓一松，抓拿睾丸，连做百次，换手再做百次。然后一手紧贴丹田，另一手握住阴茎、睾丸向上、下、左、右提拉各 50 次，换手再做 50 次。最后用两手掌夹持阴茎来回搓动百次，并逐次稍加力。练功时要放松肌肉，意守各部位，切忌胡思乱想。此功法可以固精养生，提高性欲，延年益寿，防止早衰。

第六法：女子固本。

取坐位或仰卧位，两手分别揉乳房各 50 圈，然后交叉用手指抓拿乳房，一抓一放为 1 次，连做 50 次。再以手指捏住乳头以不痛为度，一捏一放为 1 次，连做 50 次。再用手指同时把乳头向前拉长，一拉一松为 1 次，连做 50 次。最后两手掌互相搓热，重叠按压丹田穴，换手再压，连做 50 次，并意守丹田。此功法可以固本抗衰，提高性欲。

上述 6 种功法可以单做也可综合，宜持之以恒，既可防病健身，又是切实易练的房中术，一举两得，不妨一试。

不育最忌壮阳

《灵枢经·本神》曰："肾藏精。"男性的生理规律有生、长、壮、老、衰之序，这些均与"精"有关联，故"男子以肾为本"。诊治男子疾患要以肾为本，以肾为重点，重视调肾法。《素问·灵兰秘典论篇》云："肾者，作强之官，伎巧出焉。"肾有病常致生殖生育之病变，有阳痿、早泄、遗精、不育诸症。调肾壮阳法始于《黄帝内经》。《素问 · 阴阳应象大论篇》云："形不足者，温之以气。"《素问·至真要大论篇》云："劳者温之。"出第一方者为张仲景，所用金匮肾气丸沿用至今，仍然有效。

而较完整地以温补立论者为张景岳，《景岳全书》云："天之大宝，只此一丸红日，人之大宝，只此一息真阳。"故力主温补壮阳，创右归丸培肾之元阳，右归饮治命门之阳衰。而且根据阴阳互根学说，倡导"善补阳者必于阴中求阳"。朱震亨则主张"人之一身，阴不足而阳有余"，阴不足指肾之阴精亏损，阳有余指肝肾相火妄动，力主"以滋阴降火为首要"。

沈氏女科亦认为"肾藏精"，男子以肾为本，肾亏是不育的重要病因，故不育症治当调肾。调肾重在调其阴阳，"善补阳者必于阴中求阳"（温阳药中酌加枸杞子、女贞子、生杜仲、旱墨莲等）；"善补阴者必于阳中求阴"（滋阴药中酌加淫羊藿、蛇床子、补骨脂、菟丝子等）。温阳药中要避免温燥的附片、肉桂、仙茅、阳起石等，因为温燥之品虽然利于肾阳之振，但有害于肾阴，应当换用温润的淫羊藿、蛇床子、补骨脂、肉苁蓉、巴戟天等。

一、调肾法以杞菊地黄汤为主方

为提高疗效要配健脾、清心、润肺、清胆、利湿五法。

1. 健脾

培土益肾法，主方四君子汤，主药党参、白术、黄精、云茯苓、生黄芪、仙鹤草。

2. 清心

交通心肾法，主方交泰丸，主药黄连、肉桂、炒酸枣仁、柏子仁、夜交藤、炙远志。

3. 润肺

清金滋水法，主方百合固金汤，主药百合、紫菀、北沙参、麦冬、桑白皮、白菊花。

4. 清胆

降火滋阴法，主方知柏地黄汤，主药知母、黄柏、生地黄、黄精、丹皮、生栀子、龟板。

5. 利湿

清利湿热法，主方八正散，主药萆薢、土茯苓、野菊花、制大黄、生薏苡仁、车前草。

二、在调肾法的基础上应随证加味

遗精：知母、黄柏、莲心、云茯苓、炒酸枣仁、夜交藤、肉桂少量（3g）。

血精：生栀子、仙鹤草、茜草、王不留行、生牡蛎、炒橘核。

少精：河车粉、三七粉、丹参、川楝子、菟丝子、补骨脂、枸杞子、蛇床子、黄柏、龟板。

尿痛：土茯苓、生薏苡仁、萆薢、白花蛇舌草、生甘草梢、泽兰、野菊花。

三、阳痿、早泄论治

沈氏女科认为不育还同阳痿、早泄直接相关。治愈阳痿、早泄常常是种子的前提。

1. 阳痿

阳痿论治不能一味追求壮阳，更不能专投温燥的阳起石、锁阳、仙茅等品，仍应辨证论治，要重视湿热下注的实证。阳痿有 5 个证型。

（1）湿热下注证

主症：阴囊潮湿，纳差腹胀，苔腻脉滑。

治法：清利湿热。

方药：四妙丸、滋肾通关丸为主方。

炒苍术 10g　生薏苡仁 10g　黄柏 10g　知母 10g
川牛膝 15g　车前草 30g　川楝子 10g　泽兰 10g
莱菔子 10g　白花蛇舌草 30g

（2）肝郁血瘀证

主症：阴囊胀痛，胁胀忧愁，舌质紫暗，舌下络显，脉来弦涩。

治法：理气活血。

方药：少腹逐瘀汤为主方。

柴胡 10g　延胡索 10g　川楝子 10g　丹参 30g
赤芍 10g　炒橘核 15g　红花 10g　石菖蒲 10g
郁金 10g　苏木 10g　生王不留行 10g

（3）营卫不和证

主症：背寒囊凉，半侧出汗，舌苔薄白，脉象弦细。

治法：调和营卫。

方药：桂枝龙骨牡蛎汤为主方。

桂枝 10g　白芍 10g　生龙骨 30g　生牡蛎 30g
丹参 30g　柴胡 10g　葛根 10g　川续断 15g
小茴香 10g

（4）阴阳失调证

主症：腰酸囊坠，肢凉腿软，心烦失眠，苔薄黄，舌质淡，脉沉细。

治法：调整阴阳。

方药：加减二仙汤为主方。

淫羊藿 5g　知母 10g　黄柏 10g　当归 10g
补骨脂 10g　蛇床子 10g　泽兰 10g　川续断 15g
白芍 10g　女贞子 10g

（5）肾阳衰弱证

主症：形寒腰酸，囊冷且坠，神疲纳差，苔薄白，质淡胖，脉沉细，尺脉弱。

治法：温补脾肾。

方药：金匮肾气丸为主方。

制附片 10g　肉桂 3g　生地黄 10g　黄精 10g
生杜仲 10g　桑寄生 10g　蛇床子 10g　女贞子 10g
泽泻 10g　云茯苓 10g　丹皮 10g　山药 10g

2. **早泄**

早泄论治也不能一味追求固涩，亦应辨证论治。

早泄有 3 个证型。

（1）肝气郁滞证

主症：精神紧张，能入早泄，忧愁胁胀，苔薄白，质淡胖，脉弦细。

治法：柔肝解郁。

方药：逍遥散为主方。

柴胡 10g　当归 10g　白芍 10g　生龙骨 30g
石菖蒲 10g　香附 10g　丹参 30g　生牡蛎 30g
五味子 10g　郁金 10g

（2）痰浊闭塞证

主症：举而不坚，入之便泄，脘胀纳呆，苔腻脉滑。

治法：清化痰浊。

方药：温胆汤为主方。

竹茹 10g　　枳壳 10g　　云茯苓 10g　　陈皮 10g
生薏苡仁 10g　莱菔子 10g　生牡蛎 30g　芡实 10g
连翘 10g　　生山楂 10g

（3）肾关不固证

主症：痿软不起，不能入内，碰之即泄，腰酸腿软，苔薄白，质淡胖，脉沉细，尺部弱。

治法：补肾固精。

方药：杞菊地黄汤为主方。

枸杞子 10g　野菊花 10g　生地黄 10g　黄精 10g
菟丝子 10g　生杜仲 10g　桑寄生 10g　补骨脂 10g
金樱子 10g　生黄芪 10g

沈氏女科治疗阳痿、早泄要配合坐浴。上述各方煎两次分服，加花椒 20 粒再煎第 3 次，放凉坐浴 15 分钟。

还可辅以针灸，取穴足三里、三阴交、肾俞、命门、气海、关元、秩边、次髎，虚补实泻，虚灸实针。

食物宜忌也有讲究，宜食韭菜、虾仁、花生、菌类、羊肉、狗肉、鞭类、蚕蛹。忌食可乐、芹菜、油菜、香菜、棉籽油。

若要美发遵循“五要”

“发为血之余”，美发是人们追求美学及提高生活质量的重要内容之一。美发包括乌发和生发两个含义。形成白发和脱发的原因不外乎血虚和血热。血虚者养血为要，内服杞菊地黄汤，以何首乌、桑椹、黄精、生地黄、枸杞子为主；血热者凉血为要，内服丹栀逍遥散，以丹皮、栀子、菊花、桑白皮、赤芍为主。

乌发、生发系“慢功”，并非几副汤药所能解决者，应以汤药垫底，连服1个月左右，再以对证有效的汤药改配丸剂以缓图巩固疗效，一般疗程均在3个月以上。

还可配以慈禧医方，取榧子3个、核桃2个、侧柏叶30g，捣烂，浸泡雪水内，用浸液洗发，可乌发并防止脱发。此乃美发的第一要也。其余四要分别为——

“发宜清洗”。发宜及时清洗，以保持清洁滋润，但不宜过多、过勤，以防洗去保护头发的皮脂，那样反而会缩短头发的寿命。一般洗头，干性头发7天一洗，油性头发3天一洗，中性头发5天一洗。干性、中性头发用脂性香波，油性头发用硫黄香皂。水温以37～38℃最佳。

“烫发不宜”。烫发和染发时，由于化学、电热的刺激常使头发变黄易断，特别是干性头发更易损伤，故要避免烫发。无法避免应切记勿过勤，最多半年烫发、染发1次，尽量减少烫发、染发的损害。

“饮食健发”。白发和脱发皆系头发早衰所致。如选用防止早衰的饮食，同时可以健发。提倡多进健发饮食，如黑芝麻、核桃仁、鲜奶及乳制品、豆类及豆制品、鱼类、禽蛋、粗粮、绿色蔬菜、猕猴桃、椰子、菜籽油等。疗效较可靠的有美发作用的保健中药有胡麻、油菜籽、石榴花、椰子果、猕猴桃、槐实、桑椹、黑大豆、何首乌、黄精、枸杞子、地黄、白芷。

“起居护发”。起居习惯不良，如睡懒觉、熬夜、烟酒过量、好逸不动、膏粱厚味等，均可损害健康同时损伤头发。为了健康和护发，应当强调起居的规律和良好的习惯，如早睡早起、适量活动、戒烟少酒、清淡饮食、注意食谱搭配、不要偏食，特别注意不要过食辛辣，要保持大便通畅，养成定时排便等。

调肾最能补钙

中医讲“肾在体合骨，主骨生髓”。骨指人体骨骼，为五体之一，与肾相合。《素问·六节藏象论篇》说：“肾者……其充在骨。”《素问·

痿论篇》说："肾主身之骨髓。"肾藏精，精生髓，髓养骨。骨的生长发育，有赖于骨髓的充盈及其所提供的营养。而骨髓的化生又依赖肾中精气。肾中精气充盈，才能充养骨髓，所以小儿囟门迟闭，骨软无力，以及老年人的骨质脆弱，易于骨折等，都与肾中精气不足、骨髓空虚有关。

骨质疏松的主要原因是缺钙，缺钙会使骨头变脆，夜间经常小腿抽筋，影响睡眠，所以中老年朋友切勿跌倒，否则容易骨折。缺钙应当补钙，现在有许多补钙制剂，其实人体对外补的钙质很难吸收，长期食用，血钙不但升高不明显，反而影响食欲，得不偿失。中医讲"肾主骨"，所以防治骨质疏松症，中医的调肾法自然是首选的效法和最好的补钙方法了。

沈氏女科采用调肾阴阳的方法治疗骨质疏松，主药有枸杞子、骨碎补、山茱萸、生杜仲、桑寄生、生地黄、黄精、何首乌、川续断。要注意少用温燥伤阴的附子、肉桂、仙茅、鹿茸等，多用温润的补骨脂、蛇床子、菟丝子、金樱子、肉苁蓉、淫羊藿。再加上 3 味动物介质类、富含钙质（如磷酸钙、碳酸钙）的补钙中药，即龙骨、牡蛎和蛤壳。

饮食上用沈氏女科家传的"龙骨煲"调理。这里的"龙骨"并不是上面提到的中药龙骨，而是猪的脊骨，南方许多地方形象地把它称为"龙骨"，试想用龙的骨头煲汤调理，一听名字就先有了七分好感，这也是沈氏女科意疗取效的方法之一。

具体的做法是用"龙骨"也就是猪脊骨煲黑木耳、薏苡仁、虾米皮，每天早晚各喝 1 小碗。黑木耳调肾，薏苡仁祛湿，虾米皮补钙。这个保健膳经济实惠，简单易学。另外，配合每天按摩腰部两次，每次 5 分钟，也可以买一台电动按摩椅每天按摩腰部和肾区，以增强调肾之力。坐按摩椅、喝龙骨煲，可以补钙调肾，有益无害。

关节炎的效法在于调肾

关节炎包括风湿、类风湿及肌肉风湿症，中医称之为痹证，"痹"者闭也。

因气血不畅而引发筋骨、肌肉、关节处的疼、酸、重、麻、木，涉及颈项痛、腰背痛、肩痛、肘痛、手痛、膝痛、足痛和身痛等。其名及病因首见于《黄帝内经》。《素问·痹论篇》有云："风寒湿三气杂至，合而为痹也。其风气胜者为行痹，寒气胜者为痛痹，湿气胜者为著痹也。"《济生方》以虚立论："皆因体虚，腠理空虚，受风寒湿气而成痹也。"

沈氏女科治疗痛痹以散寒活络立法，主方为附子细辛汤。湿痹以利湿活络立法，主方为茵陈四逆散。热痹以清热活络立法，主方为苍术白虎汤。瘀痹以化瘀活络立法，主方为《医学衷中参西录》的活络效灵丹。

沈氏女科对于久痹关节炎的效法在于调肾。久痹关节炎主要表现为酸楚隐痛，劳累加重，晨起缓解，入暮明显，缠绵反复，体虚神疲，心悸乏力，舌苔薄白，脉象沉细。治以调肾补虚，通经活络立法。以独活寄生汤为主方，药用生黄芪 15g、当归 10g、生杜仲 10g、桑寄生 10g、鸡血藤 10g、老鹳草 10g、桂枝 10g、生白芍 10g、天麻 10g、川续断 15g。

治疗痹证，沈氏女科善用引经药，使药到病所。颈椎：葛根、升麻；胸腰椎：狗脊、川续断；上肢：桑枝、羌活；下肢：牛膝、独活；足跟：骨碎补、鹿角霜。

现录 6 则家传效方，可供参考。

1. 痹证急性发作方

炒苍术 10g	银柴胡 10g	秦艽 10g	茵陈 15g（后下）
生栀子 10g	防己 10g	枳壳 10g	车前草 30g
陈皮 15g	赤芍 10g	威灵仙 10g	三七粉 6g（冲）

2. 肾虚腰痛方

蛇床子 10g	女贞子 10g	生杜仲 10g	桑寄生 10g
补骨脂 10g	肉苁蓉 10g	鸡血藤 15g	老鹳草 10g
五加皮 10g	青皮 10g	川续断 15g	

3. 足跟麻痛方

生地黄 10g	当归 10g	生白芍 15g	川芎 10g
鸡血藤 15g	伸筋草 10g	骨碎补 10g	鹿角霜 15g
陈皮 15g			

4. 骨刺方

生白芍 60g	威灵仙 30g	川续断 30g	木瓜 15g
炙甘草 10g			

浓煎，饭后服。

5. 痛风方

野菊花 10g	生薏苡仁 15g	泽泻 10g	酸木瓜 10g
天麻 10g	车前草 30g	延胡索 10g	白芷 10g
丹皮 15g	石韦 10g	川楝子 10g	生龙骨 10g
生牡蛎 10g			

祛风湿药大多辛散温燥，容易伤阴耗血，阴虚血亏的患者需慎用。本类药物一般无毒，用量 10 ～ 30g，奏效后宜做成丸散剂或泡酒常服。

6. 药酒方

桂枝 10g	赤芍 10g	白芍 10g	生黄芪 10g
羌活 10g	独活 10g	当归 10g	威灵仙 10g
川续断 15g	木瓜 10g	黄柏 10g	狗脊 15g
生杜仲 10g	桑寄生 10g	鸡血藤 15g	陈皮 30g
牛膝 15g	桑枝 30g		

泡酒 5 斤，泡 15 天，每次服半两至一两。

如果不胜酒力者，可用上方再加制川草乌各 10g、松节 15g、花椒 30 粒、陈醋 1 斤、白酒或黄酒 5 斤，浸泡 15 天后，擦洗患处或夜间敷于患处，晨起去除，也可以再加水适量泡浴。

糖尿病更应当调肾

中医没有糖尿病的病名，根据其表现的症状和病因，中医称作“消渴”，即消瘦烦渴之意。“消渴”最早记载于《黄帝内经》，所谓的“此肥美之所发也，此人必数食甘美而多肥也，肥者令人内热，甘者令人中满，故其气上溢，转为消渴。”唐代药王孙思邈是第一位发现“尿甜”的医学家，要比英国人早一千多年。他在《备急千金要方》中曰：“消渴者原其发动，此则肾虚所致，每发即小便至甜。”

2 型糖尿病常见，多在 35 ～ 40 岁后发病，占总数的 90% 以上。发病前患者明显超重或肥胖，临床症状以气短、乏力为主，治疗要益气补肾，中医认为属气虚肾亏。

糖尿病是几大难治疾病之一，一旦患病很难根治。西医讲究终身服药。中医治疗糖尿病，在控制血糖、尿糖，改善症状，减少胰岛素和口服降糖药用量，甚至停用西药和防治并发症等方面都有优势。因此，糖尿病并非不治之症。中医防治糖尿病有独到的膳食疗法，再配合心理、运动等方面的养生，加上指针、按摩、足疗、耳针等多样化的自然疗法，就可以战胜糖尿病。

糖尿病并不可怕，只要学会养生，学会保健，您依然能像正常人一样快乐地工作、学习和生活，享受健康人生！

一、治疗原则

沈氏女科治疗糖尿病有 8 个提高疗效的关键。

1. 根据阴阳互根原理，特别对中老年糖尿病要重视调整肾的阴阳，而且应遵循张景岳的古训：“阳中求阴。”“阴中求阳。”即在滋肾阴药中适量选加 1 ～ 2 味温润的温阳药，如蛇床子、补骨脂、肉苁蓉、淫羊藿、菟丝子，以便“阳中求阴”；在温肾阳的药中适量选加 1 ～ 2 味滋阴药，如枸杞子、女贞子、何首乌、玄参、天冬、麦冬，以便“阴中求阳”。

2. 根据脏腑相关原理，以间治取效，扩大治疗思路。如养心以补气，选用当归、何首乌、阿胶、炒酸枣仁、柏子仁；通腑以润肺，选用菊花和当归、决明子、肉苁蓉、火麻仁、莱菔子；泻肝以润金，选用黛蛤散、生栀子、川楝子、丹皮、泽泻；柔肝以滋肾，选用当归、白芍、五味子、枸杞子、女贞子；宁心以滋肾，选用黄连、炒酸枣仁、夜交藤、磁石、鸡子黄；培土以生金，选用西洋参、炒白术、云茯苓、山药、生薏苡仁。

3. 善于处理虚实夹杂。应当先祛邪，后补虚。祛邪时防其伤正，补虚时防其恋邪。如阴虚夹痰时，先投温胆汤祛痰，但要免用燥湿伤阴药，如半夏、生姜等，痰祛后改用六味地黄滋阴，但要免用滋腻药，如熟地黄、山茱萸，再佐补而不滞的药，如陈皮、木香、砂仁等；气虚常伴瘀热，此时先投丹栀逍遥散清瘀，但免用破瘀伤气药，如红花、水蛭、地龙，瘀清后改用补中益气汤补气并佐和血行气药，如郁金、丹参、当归、三七等。

4. 重视天时人和。中医强调天人合一，天时对疗效的影响甚大，如在暑天投补气温阳法应注意温热助暑之虑，故应免用桂附，改成蛇床子、巴戟天、肉苁蓉之类，并加知母、黄柏寒性反佐；养血滋阴法在严冬时应注意滋腻助阴，要免用熟地黄、麦冬，改成生地黄、黄精、芦根等，并加木香、陈皮、砂仁醒脾。

5. 意疗在糖尿病治疗中尤为重要。血糖的波动受情绪心态的影响。意疗总则应遵循《灵枢经·师传》所曰：“告之以其败，语之以其善，导之以其所便，开之以其所苦。”此外，还可药物治情，如养心通脉以定志，投桃红四物汤；疏肝解郁以调情，投逍遥散。

6. 配合针灸，针药并用。唐代的孙思邈告诫：“凡消渴经百日以上，不得灸刺。”糖尿病因易发皮肤感染，是否选用针灸，学术界存有争鸣。近代针灸治疗糖尿病的报道颇多，作为综合治疗措施中的针灸疗法，临床疗效在60%～80%之间，比较肯定。实验研究也证实，针灸确能一定程度地提高胰岛素的分泌能力而降血糖、降尿糖。只要严格消毒，取穴精少，灸治不要出现灸疮。在糖尿病的综合治疗中启用针灸配合，仍为利多弊少，对提高疗效也属关键之一。

体针上，补气多取关元、气海、中脘、足三里。滋阴多取膈俞、脾俞、肾俞、三阴交、太溪。口渴加承浆、金津、玉液。易饥加胃俞、丰隆。多尿加复溜、关元。四肢麻痛选加肩髃、曲池、合谷、风市、阳陵、解溪。耳针可取胰、内分泌、三焦、肾、肺、脾和膀胱。还可用梅花针叩刺华佗夹脊穴。

7. 巧配现代药理证实的降糖中药。在辨证论治的前提下，根据这些降糖草药的性味功能，在不违背中医理法方药的基础上，在处方中巧配可以明显提高降糖作用。降糖作用明显的中草药有20味：生地黄、山药、生薏苡仁、葛根、天花粉、知母、生黄芪、玉竹、地骨皮、玄参、赤小豆、人参、黄精、泽泻、五味子、五倍子、芡实、桑寄生、郁金、黑豆。

8. 发挥单验方的辅助作用。有效的单方、验方在处方中配用对提高疗效也属必不可缺。比如玉锁丹（五倍子、云茯苓、生龙骨）及蚕茧壳、猪胰煎、鲜生地黄汁、浮萍汁等。

二、糖尿病的膳食调理法

膳食调养是糖尿病患者的重要养生之道，而且密切影响疗效和康复。广大患者和非专科医者都不可能精确计算热量，刻板安排食谱，故“饮食控制”对医患来说都是一个难题。从临床和医患的两个实际出发，沈氏女科制订了一套实用可行的糖尿病膳食调理法：

1. 遵守膳食6个原则

（1）保持体力和工作、生活能力。糖尿病患者的膳食不能产生饥饿感，更不能丧失生活自理和生活乐趣。

（2）主食（米、面、玉米面、高粱、荞麦面、小米、南瓜等）必须严格定时定量。一般规定，脑力劳动每日5两，分配为早餐1两，午餐3两，晚餐1两；体力劳动每日8两，分配为早餐2两，午餐4两，晚餐2两。

（3）副食蔬菜不限量，填饱为止。饥饿时以花生、豆类、杏仁、腰果等充饥。

（4）严格禁食各种水果（包括猕猴桃、柚子、草莓等，因含糖量均超过5%）、糖类、冷饮、糕点、蜜饯。可以西红柿、黄瓜、凉拌菜代替水果。

（5）戒烟酒，忌肥甘，尽量少食木糖醇、甜叶菊等甜味替代品，做到“食不甜甘”。

（6）烹调时可用酱油、食油、盐、醋、姜、蒜、胡椒、辣椒等各种作料，但绝不可用糖、糖精等调料。

2. 掌握食物宜忌

有降糖止渴作用的食物可多进，如猪胰、山药、豇豆、茭白、苦瓜、薏苡仁、黑木耳、大蒜、芹菜、乌梅、冬瓜。

含糖量超过5%的食物宜少用、慎用，如白萝卜、南瓜、大葱、冬笋、洋葱、蒜苗、鲜豌豆、鲜蚕豆、鲜藕、啤酒、红白葡萄酒。

含糖量很高的食物要忌食，如胡萝卜、心里美萝卜、红薯、土豆、芋头、粉条、马蹄。

3. 糖尿病食谱举例

（1）生地黄粥（参考《饮膳正要》）

配方：鲜生地黄250g，薏苡仁100g。

功效：滋阴生津，凉血除热。

制作：鲜生地黄洗净切细取汁，薏苡仁淘净熬粥后趁热倒入鲜生地黄汁搅匀食用。

（2）竹叶粥（参考《太平圣惠方》）

配方：鲜竹叶60片，生石膏100g，薏苡仁100g。

功效：清热除烦，养胃生津。

制作：竹叶洗净切条，同生石膏放入砂锅内加水熬20分钟，取汁滤渣，薏苡仁淘净入锅内煮粥，加入盐等适量调料食用。

（3）杜仲腰花（参考《本草纲目》）

配方：生杜仲15g，猪腰250g。

功效：滋补肝肾，健壮筋骨。

制作：猪腰剖开去臊筋，切成腰花，用调料适量浸泡60分钟。生杜仲加水熬浓汁60mL，并用山药粉兑成薄汁。油锅爆炒腰花，浇上薄汁食用。

（4）酱醋猪肝（参考《食医心镜》）

配方：猪肝500g，乌梅10枚。

功效：滋补肝肾，清热明目。

制作：猪肝洗净切薄片，山药粉、鸡蛋清浸泡60分钟。乌梅熬煮取汁60mL。油锅爆炒猪肝，倒入乌梅汁、山药粉勾芡食用。

（5）素烩面筋（参考《本草纲目》）

配方：水面筋60g，山药60g。

功效：养胃补气，清热止渴。

制作：面筋洗净切薄片，山药洗净去皮切薄片。入油锅煸炒成黄色，加调料文火炖至熟透，用薏苡仁粉勾芡食用。

（6）油炒苦瓜（参考《随息居饮食谱》）

配方：苦瓜250g，黑木耳30g。

功效：补脾益气，清热明目。

制作：苦瓜洗净切丝，黑木耳撕小。油锅煸炒苦瓜、黑木耳，加入调料食用。

糖尿病患者应遵守膳食六原则，但是有些糖尿病患者常因不能自由膳食，不能享受人生乐趣，没有口福而悲哀烦恼。沈氏女科现对于糖尿病患者受限不能自由饮食的3个方面给您以中医养生指导。

甜食：含有单糖或双糖的糕点、小吃、零食都非常可口，但其被肠道吸收后容易使血糖升高，而忌口甜食又会给糖尿病患者带来痛苦，尤其是酷爱甜食的儿童和青少年，这个矛盾如何解决呢？有3条措施：一是在血糖控制比较稳定时，可以在吃饭的两餐中间或晚上睡觉前吃少量甜食；二是主食要减量并要监测血糖；三是在甜食的选择上，以不影响血糖或影响较小的甜味剂为好，如木糖醇、甜叶菊等。

水果：水果不仅色、香、味俱佳，口感好，而且可以提供大量的维生素、纤维素等，水果中的糖类吸收较慢。糖尿病患者吃水果的窍门在于：避免含糖量高的水果，如香蕉、荔枝、红枣、柿子等，选择含糖量低的水果，如火龙果、柚子、橘子、梨、苹果、猕猴桃、草莓等。血糖控制不好时应忌水果，吃水果的时间放在午睡后或晚上睡前。吃水果后适量减主食。吃水果后加服 1 次降糖中成药。

酒类：酒精能产生大量热量，而且很难被人体利用，所以常使血糖发生波动。饮酒常是乐事，但应掌握适度。避免饮甜度大的酒，如黄酒、葡萄酒。在血糖控制较好时，可以少量饮酒，比如白酒 1 ～ 2 两，啤酒 1 瓶。饮酒不能空腹，并减少主食量，1 瓶 500mL 啤酒相当于 1 两馒头。酒后也应加服 1 次降糖中成药。

三、糖尿病的中成药选用

糖尿病血糖稳定，病情控制时常可服用降糖中成药来巩固疗效。选用中成药要注意 3 点：一是中成药中混有西医降糖药，如消渴丸中每丸含优降糖 0.25mg，即 10 粒消渴丸含 1 片优降糖。中成药中混有西医降糖药，常易造成低血糖，对糖尿病产生更大的损害。二是要对证选用，根据中成药的组成和功能选用，否则会直接影响疗效，因为中医取效的关键是“辨证论治”。三是要注意中成药的剂型，避免其含糖的弊端。比如蜜丸含蜂蜜，口服液含蔗糖等。常用有效的降糖中成药，择其要者有下列 3 种可供选用。

玉泉丸：清代名医叶天士的玉泉丸加葛根、天花粉、生地黄、五味子等组成，益气滋肾，清热除烦，对肾亏气虚、内热心烦的糖尿病患者较适合。每日 3 次，每次 5g。

甘露消渴胶囊：甘露消渴胶囊含生地黄、麦冬、玄参、山茱萸、黄芪、当归、菟丝子、云茯苓、泽泻等，滋阴补肾，兼可补气生津，可治 2 型糖尿病肾亏腰酸腿软、失眠心烦、气虚乏力便溏者。每日 3 次，每次 6 粒。

地黄丸类：主治肝肾阴虚、五心烦热、失眠多梦、腰膝酸软，可选六味地黄丸、麦味地黄丸。主治脾肾阳虚、形寒肢冷、气短乏力，可选金匮肾气丸。注意不选蜜丸和口服液，要选胶囊和浓缩丸。1 型糖尿病也可试用。

“肌瘤”“囊肿”“增生”调肾可消

子宫肌瘤、附件囊肿、乳腺增生均为良性肿瘤，沈氏女科认为女性内分泌功能紊乱是其发病的根本原因，临床以心烦口苦、失眠多梦、腰酸背痛、舌红脉数多见，属于肾阴不足，虚火上炎。沈氏女科通过调肾治疗，以知柏地黄为主方，加上温润的中药，如蛇床子、补骨脂，以调肾阴阳，加上健脾的中药，如炒白扁豆、黄精，以脾肾同治，加上温通的中药，如桂枝、红花，以活血消瘤。具体的方药如下。

1. 子宫肌瘤治重调补阴阳

淫羊藿 5g	巴戟肉 10g	当归 10g	知母 10g
黄柏 10g	桂枝 10g	云茯苓 10g	王不留行 10g
生薏苡仁 10g	泽兰 10g	炒橘核 30g	三七粉 3g（冲）

加减：经量多选加茜草 10g、杜仲炭 10g、仙鹤草 10g。痛重选加炒白术 10g、鸡血藤 10g。腰酸选加桑寄生 10g、川续断 10g、老鹳草 10g、鸡血藤 10g、怀牛膝 15g。

2. 卵巢囊肿治重疏肝透络

柴胡 10g	枳壳 10g	地龙 10g	赤芍 10g
白芍 10g	鸡血藤 15g	川楝子 10g	郁金 10g
木香 10g	水蛭 10g	夏枯草 15g	伸筋草 10g

加减：少腹痛选加香附 10g、乌药 10g、晚蚕沙 10g（包）、三七粉 3g（冲）。月经不调选加当归 10g、益母草 10g、阿胶珠 15g。白带多选加蛇床子 10g、地肤子 10g、炒苍耳子 5g。

3. 乳腺增生治重调肾活络

枸杞子 10g	女贞子 10g	川续断 10g	蛇床子 10g

补骨脂 10g　　橘叶 30g　　蒲公英 10g　　路路通 10g
丹参 30g　　山慈菇 10g　　浙贝母 10g

加减：痛重选加川楝子 10g、延胡索 10g、三七粉（冲）3g。经期选加生地黄 10g、当归 10g、赤芍 10g、白芍 10g。舌苔腻选加石菖蒲 10g、郁金 10g、全瓜蒌 30g。脉沉细选加冬虫夏草 5g、生杜仲 10g、肉苁蓉 10g。

沈氏女科调肾疗疾常用一些外治方法，如药浴、熏洗、冲洗、热熨等，以达到清热、消肿、止痛、止痒、改善局部血液和淋巴循环等目的。

中医外治法源远流长，内容丰富。妇科疾病外治法最早记载于马王堆一号汉墓出土的帛书《五十二病方》。后世如张仲景在《伤寒杂病论》中列举了熏、洗、摩、导、坐、针、灸等多种外治法。清代吴师机提出“外治之理，即内治之理；外治之药，即内治之药，所异者法耳”。

沈氏女科有一首家传的药浴方：蛇床子、菟丝子、黄精、川续断、白菊花、补骨脂等量，根据水量的大小，每味药 30g 左右，煮两次水，然后把水倒进木桶里，泡药浴。此法男女都适用。

如果女性有子宫肌瘤、卵巢囊肿、乳腺增生，可以加解毒、消肿、散结的山慈菇，解毒、清热、利尿的白花蛇舌草和清肝火、散郁结、降血压的夏枯草。

癌瘤的调肾法

一、治疗原则

沈氏女科治疗恶性肿瘤的大法：首先开胃，以正气血生化之源；继而调肾，以固阴阳正气之本；汤半丸缓，以除复发转移之忧；意体食疗，以图整体综合之功。

这套治疗恶性肿瘤的创新思路，常收到提高患者生活质量、延长生存时间之效。可以概括为三法二要。

三法：一是患者纳差、苔腻，则先以温胆汤或保和丸祛痰浊、开胃口，待胃开纳可，继以杞菊地黄汤调肾，此为常法；二是患者纳差、苔不腻，则用香砂六君子汤健脾开胃，继用杞菊地黄汤调肾，此为变法；三是祛除痰瘀热毒邪气，则仅用白花蛇舌草、生薏苡仁、蒲公英、野菊花、丹参等渗湿活血解毒而不伤正气之品，此为佐法。

二要：一要治有先后，先祛实后补虚；二要祛邪不伤正，扶正不恋邪。

经开胃、调肾获效后再以汤剂减半、丸药缓图来调理，防止复发。

汤剂减半：《素问·五常政大论篇》曰："病有久新，方有大小，有毒无毒，故宜常制矣。大毒治病十去其六，常毒治病十去其七，小毒治病十去其八，无毒治病十去其九，谷肉果菜食养尽之，无使过之伤其正也。"治疗用药，应当中病即止，勿伤正气。患者病情平稳后，使用汤剂减半，从每日 1 剂改为两日 1 剂，晚服 1 次。

丸药缓图：恶性肿瘤受情绪、饮食、劳累等多种因素影响，容易复发，防止复发十分重要。丸药缓图是免于病情复发的重要措施，一般有 3 种形式。

一是以获效的方剂加为 5 倍药量，共研细末做成水丸或装入 1 号胶囊，每次 3g，每天两次，连服 2 ～ 3 个月。

二是午餐、晚餐后各服加味保和丸 3g，早晚各服杞菊地黄胶囊 5 粒，连服 2 ～ 3 个月。

三是重新组成胶囊方——犀黄丸加味。

贵重药：麝香 5g、牛黄 5g、西洋参 30g、三七粉 60g、羚羊角粉 5g、海马粉 10g、熊胆 5g、冬虫夏草 10g、灵芝 30g。

一般药：生黄芪 60g、当归 30g、生杜仲 30g、桑寄生 30g、云茯苓 30g、生薏苡仁 60g、仙鹤草 30g、山药 30g、丹参 60g、焦三仙 90g、生鸡内金 90g、炙乳没各 30g、炒白术 30g、白花蛇舌草 60g。

酌加药：各种癌瘤的首选中药，应针对相应病种酌加其药。

贵重药单独研末，一般药和酌加药共研细末，同贵重药粉和匀，装入 1 号胶囊（0.3g），每天 3 次，每次 10 粒。

二、意疗是抗癌成败的首务

癌瘤的病因至今尚未完全清楚，但是精神因素的致癌性已被公认，心理治疗成为防癌抗癌的首要任务。中医的意疗优势，可以发挥至关重要的作用。

癌瘤患者普遍存在“恐惧心理”，自认为得了“不治之症”而悲观失望，精神负担过重，整日垂头丧气，打不起精神，丧失生活乐趣，被动地等待死亡的降临。这种消极的精神状态，极大地抑制了人体的抗病能力，极大地降低了人体的免疫功能，对战胜癌瘤极为不利。怎么办呢？出路有 3 条。

一是医生的积极诱导，鼓励患者树立信心，组织患者互相交流抗癌心得。最有效的方式是创建抗癌俱乐部，使每个患者在生气勃勃、轻松愉快的环境中快乐生活，互相鼓励、互相关怀、互相启迪、互相学习、互相帮助，忘却癌瘤、忘却痛苦、忘却负担，医生是患者的依靠、参谋和救星，医生的意疗作用是不可替代的。

二是社会和家庭的积极配合。创造一个温馨、和谐、欢乐的环境，这种环境可唤起患者生活的勇气和求生的欲望，对增强战胜癌瘤的信心也十分有效。社会和家庭只有使患者增强意志的义务，没有使患者精神受重创的权利。

三是患者自身的积极奋斗。人们都有求生欲望，但不一定有求生的意志。意志要靠患者自己培养。一方面，少进医院，少读医书，尽量脱离医疗环境，对病情不宜深究，否则，不会增加知识，只会增加负担。另一方面，要转移目标，分散注意，积极参与个人有兴趣的文体活动，琴棋书画、闲步打拳是最好的消遣。

三、利于抗癌的 8 个食谱

口蘑炖鸡：母鸡 1 只，洗净开膛，塞入口蘑 100g，文火炖熟，喝汤食鸡。可以滋补气血，抗癌，提高免疫力。

黄芪煨鸭：鸭子1只，洗净开膛，生黄芪200g，塞入膛中，文火煨烂，喝汤食鸭。可以补气养阴，提高免疫力。

赤豆薏苡仁饭：赤豆100g、陈皮50g、山楂50g、薏苡仁200g、大米100g，用陈皮水煮饭。可以健脾开胃，增加食欲。

芦根绿豆汤：芦根50g、薏苡仁30g、绿豆30g，芦根煮水，文火煮烂薏苡仁、绿豆，喝汤吃米。可以清热解毒，利尿祛湿。

决明枸杞冻：生决明子100g，煮水去渣，入枸杞子50g煮沸，加入琼脂30g，冰糖若干，冷却成冻食用。可以补肾养肝，清热明目。

丹皮芋艿羹：丹皮30g，煮水去渣，芋艿50g，用丹皮水煮烂加调料后用淀粉勾芡成羹食用。可以凉血散瘀，补中益胃。

鸡蛋菠菜：菠菜250g，洗净切段，用芋艿糊调匀，上笼蒸包，微出热气取出，将蛋清、生鸡内金粉、淀粉调成芡，倒在菠菜上食用。可以活血通脉，开胃止吐。

百合田七肉：百合50g、田七15g、瘦猪肉250g，田七洗净切片，猪肉切片，起油锅煸熟食用。可以清热止痛，滋阴养胃。

四、癌瘤患者要动，但不要大动

活动对癌瘤患者来说至少有3个好处：一是调节情志，增加生活情趣，利于放下思想包袱；二是帮助消化，增加食欲，利于营养的吸收；三是锻炼身体，活动筋骨，疏通气血，利于机体抗病能力、免疫功能的提高。因此，癌瘤患者要动。

癌瘤患者可取6种活动形式。

1. 户外散步。

2. 腹式呼吸。

3. 保健体操：像太极拳、五禽戏、八段锦，可依个人兴趣选择或者定期换做。

4. 穴位按摩：对癌瘤患者有利的穴位共有12个，腹部的中脘、气海、关元，腰背部的大椎、脾俞、命门，上肢的合谷、内关、曲池，下肢的足三里、三阴交、太溪。可以自行点穴按摩或他人帮助按揉按摩，达到舒筋活血、增加食欲、提高免疫的效应。

5. 气功静养：气功治癌是误导，气功锻炼是科学。癌瘤患者最好采用静功、卧功。通过调心（调整思想意识）、调息（控制呼吸状态）、调身（摆正姿势），使人体正气得到加强，气血、脏腑、经络功能得到调整，达到祛病强身的目的。

6. 天然沐浴：水、空气和阳光是自然界的基本物质，利用这些天然物质进行冷水浴、日光浴，对癌瘤的患者也十分有利。

但是癌瘤患者不可大动，大动则有害，大动者有三忌：一忌操心过度。急于求成反而增加机体负担，其度以有轻松舒适感，休息 3 ～ 5 分钟即可恢复为佳。二忌汗出当风。汗出要及时更换衣服，避免冒风外感。三忌暴饮暴食。活动后常有饥饿感，此时暴饮暴食，损伤脾胃，消化吸收功能受损，直接影响营养供应，得不偿失。

随着医疗科技日益发达，特别是中医药这个伟大宝库的发掘和创新，攻克癌瘤已经看到曙光。在这场攻坚战中，必须依靠医患互动，发挥两个主观能动性，方能克敌制胜。因此要忠告癌瘤朋友保持舒畅乐观的心态，良好有序的生活，科学平衡的膳食，达此境界，就掌握了战胜癌瘤的法宝。

腰痛腿软肾亏无疑

肾位于腰部，脊柱两旁，左右各一。《素问·脉要精微论篇》说：“腰者肾之府。”指出腰为肾的所在部位，腰的活动与肾的功能密切相关。由于肾主藏精，为封藏之本，而肾中精气贵在经常盈满而不能过量耗泄，故中医有“肾无实证”“无实不可泄”的观点，这些观点对中医临床实践具有重要的指导意义。

如果舌体有点胖大，舌苔也比较淡，舌体有齿痕，就像女性穿的百褶裙，或像甲鱼的裙甲，或像锯齿一样的形状，中医称之为“裙边舌”，若还表现为腰腿酸软，此为肾亏无疑。

大家都知道肾亏主要分肾阴虚或肾阳虚。那么肾亏有什么症状呢？肾阴虚舌红、手脚心发热出汗、腰酸口干、心烦失眠、头晕眼涩。肾阳虚舌淡、怕冷疲乏、腰酸腿软、尿少浮肿。有这些症状的人都适合调肾。一般北方地区肾阳虚多见，南方地区肾阴虚多见，这与地域、气候、饮食、生活习惯都有关系。

凡是各类免疫功能下降、不孕不育，生殖、泌尿、骨骼、耳的病证，采用调肾法常常有效，尤其是人过中年，肾亏是普遍的表现，所以调肾法在中老年人群中无论养生保健还是治病康复，都是必不可缺的治法。

除了食补，沈氏女科还用其他的方法来调肾。

首先要劳逸结合、规律作息，然后就是充足睡眠。天时四季有生、长、收、藏的规律，故睡眠时间也要随季节而调整。《黄帝内经》中讲到，春夏宜晚睡早起，秋季宜早睡早起，冬季宜早睡晚起。

沈氏女科还提倡睡眠的姿势。睡姿而言，不宜仰卧、俯卧和左侧卧。以右侧卧，“卧如弓”最好。此种卧位，心脏受压最小，利于减轻其负担，增加心输出量。肝脏处于最低位，藏血量多，可加强食物的消化和物质的代谢。胃及十二指肠的出口均处于下方，利于肠胃的排空。当然人卧一夜不可能卧姿不变，因此，大家入睡的时候，尽量右侧卧入睡，这样才好。

除了讲究睡姿以外，沈氏女科还有一套简便易学的保健操。

首先，调匀呼吸，两手置于腰部，上下推搓，由腰部至尾骶 90 次左右，以腰背部发热为佳。

接着，两掌搓热置于下腹部，由两侧推向中央，各 30 次。

然后，一手放在腹部肚脐下 3 寸的关元穴，另一只手心贴在手背上，男的用左手，女的用右手，顺时针、逆时针各揉 30 次。

最后，手心搓热，左手放右边脚掌心靠近前 1/3 处的涌泉穴，右手放左脚的涌泉穴，顺时针、逆时针各揉 30 次。

气功调肾意守丹田

气功古称“导引”，道家又称“吐纳”“炼丹”，儒家称“修身”“正心”，佛家称“参禅”“止观”，医家则称“摄生”，是运动养生的重要组成。

气功的伪科学性在于其“带功治病”的邪说。有的“气功师”故弄玄虚，所谓“运气治病”“排石”“祛癌”“接骨整形”等，神乎到了“百病皆治”的境地。有的“大师”还著书立说，不负责任地“夸夸其谈”，误导读者，贻害患者。有的“高手”还大规模地组织“带功报告”“现场验证”，以“传帮带”的手段荼毒百姓。气功的这种伪科学性，其毒无穷，其害至深，必须严加揭露，坚决抵制，依法惩处！

气功作为自身锻炼有其明显的科学性，受到历代医家的倡导。如《养性书》提倡：“吐纳法，心病用呵。”《备急千金要方》详载“心病呼吸导引法”。气功锻炼以一定的方式摇动肢节筋骨和吐纳呼吸，达到调畅气机、通利血脉、安神定志、培育真元的养生目的。现代有关的实验研究也证实气功通过意识的主导作用，除对大脑皮层和自主神经功能具有双向调节作用外，还能降低全身的代谢率，减轻心脏负荷，改善血液循环和心功能。气功实具健身强体的效应。

练气功推荐静功为主，包括坐、站、卧三式。

首先是调心练意，要意守丹田，排除杂念，逐渐“入静”。然后调息，舌抵上腭，呼吸放松，用意念诱导气息均匀，缓慢自然，运入丹田。还要调身，姿势自然正确，放松入静。

练气功不能急于求成，关键在于苦练，所谓“练精化气”“练气化神”“练神还灵”。如能练就一身“真果”，必能使精、气、神三宝融为一体，精足、气充、神会，增强活力，延年益寿。

沈氏女科其他家传秘方效法精选

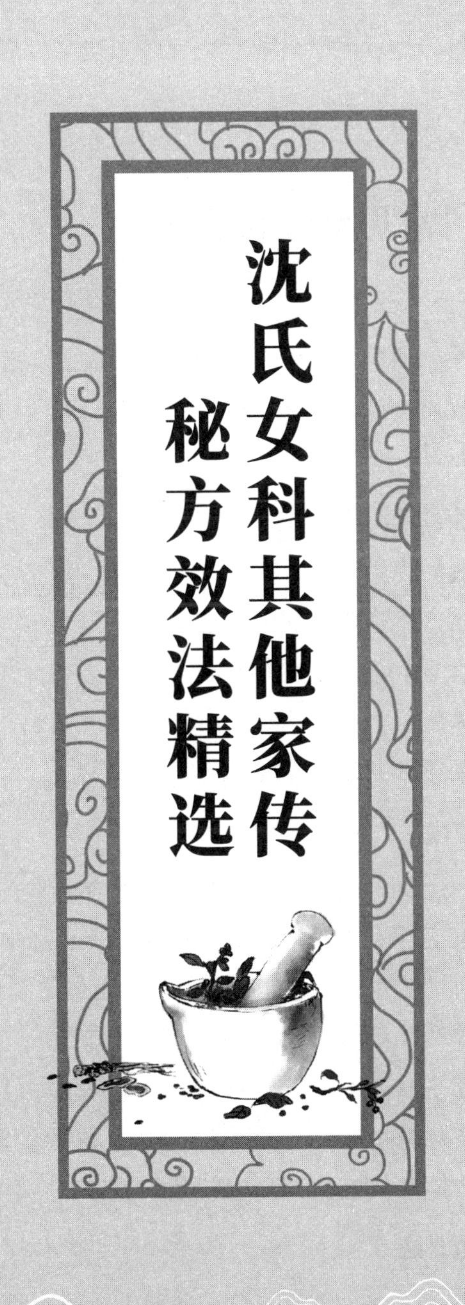

12种妇科常见病家传秘方

上海沈氏女科善治妇科病，自明代起相传，积累了丰富的经验，对12种妇科常见病有独到见解，独创治法，用药独特。

现录效方，冀传后世。

1. 保胎先补肾，补肾先滋阴

胎动不安与肾气衰损的关系最为密切。肾气充盈，胎气必安。补肾立法，少投温燥，“胎前宜清”，多进滋阴清热之品。

生黄芪 15g　当归 10g　枸杞子 15g　炒白术 10g
黄精 10g　苏梗 10g　黄芩 10g　川续断 15g
生杜仲 10g　桑寄生 10g　补骨脂 10g

2. 妊娠恶阻降中寓安

恶阻系胃气上逆，胎动不安所致，非降不止，应用辛开苦降法，但降的程度直接影响胎气，甚至可致滑胎，故宜适度。一者降中焦胃气，忌利下焦两便；二者佐宣肺清肃及柔肝和胃之品，以助胃气之降；三者遵古训“胎前宜清”，配安胎清热之品。

黄连 10g　黄芩 10g　姜竹茹 10g　旋覆花 10g（包）
佛手 10g　当归 10g　炒白芍 10g　乌梅炭 10g
苏梗 10g　炙杷叶 10g　川续断 10g

3. 产后节楚以温通立法

产后保养不慎，感受风寒，骨节酸楚一症最难治愈。除遵古训“产后宜温”，以温补气血为治外，不可忽视温通之力，补而不通其楚难除。另外，还要用引经药方能增其药力。

生黄芪 15g　当归 10g　鸡血藤 10g　老鹳草 10g
桂枝 10g　秦艽 10g　生杜仲 10g　桑寄生 10g
桃仁 10g　川续断 15g　怀牛膝 15g　防风 10g
防己 10g

颈部酸楚加葛根 10g，上肢酸楚加桑枝 30g，下肢酸楚加木瓜 10g，腰部酸楚加狗脊 15g。

4. 产后乳痈既补托又活络

产后乳痈即乳腺炎，系感染所致，故医者常投清热解毒之品，殊不知清解药常常苦寒，可伤胃气，并致寒中胞宫而后患无穷。应少投清热解毒之品，立法最宜补托活络。

生黄芪 15g　当归 10g　蒲公英 10g　鹿角霜 15g
丹参 30g　香附 10g　赤芍 10g　炒橘核 15g
青皮 10g　路路通 10g　制大黄 10g　王不留行 10g

5. 产后下乳最宜温补

产后 3 天乳汁不下或下之甚少，速投温补之剂，从脾肾着手，还要三佐：一佐和血通络，通利乳络；二是寒性反佐以防上火；三是和胃消导以免腻滞。

生黄芪 15g　当归 10g　蛇床子 10g　菟丝子 10g
川芎 10g　蒲公英 10g　炒白术 10g　王不留行 10g
炒橘核 15g　路路通 10g　生谷芽 30g　生麦芽 30g
莱菔子 10g

6. 崩漏宜升提并生新

血崩和淋漓均属经量过多的病证，虽有寒、热、虚、实之辨证论治，但其关键在于升提固脱和祛瘀生新，非此难以止矣。

生黄芪 15g　当归 10g　姜黄 10g　白人参 5g（另煎兑服）
鸡血藤 10g　仙鹤草 10g　益母草 10g　三七粉 3g（冲）
山楂炭 10g　血余炭 10g　升麻炭 5g　五味子炭 5g

7. 痛经应温通并解郁

痛经不论寒、热、虚、实，总以“不通则痛”为基本病机。宫寒和肝郁常是不通的主因，故止痛经常要抓住温通和解郁。

桂枝 10g　炮姜 10g　香附 10g　赤芍 10g
白芍 10g　乌药 10g　柴胡 10g　延胡索 10g
川楝子 10g　鸡血藤 15g　晚蚕沙 15g（包）　三七粉 3g（冲）
琥珀粉 3g（冲）

8. 外阴白斑熏洗外涂

外阴白斑应当根治，否则有癌变之虑。主要靠外治法，既熏洗又外涂。

（1）熏洗方

蝉衣 15g　苦参 10g　鹤虱 30g　淫羊藿 30g
威灵仙 15g　薏苡仁 15g

煎水坐浴熏洗。每天 1 ～ 2 次，30 天为 1 个疗程。

（2）外涂方

蛤壳粉 30g　生黄柏 60g　生石膏 30g　冰片 5g

共研细末，九华膏调涂患处。

9. 外阴瘙痒清利湿热

外阴瘙痒和妇人淋证总由湿热下注造成，应内服坐浴并进。

（1）内服方

炒苍术 10g　薏苡仁 10g　生黄柏 10g　土茯苓 15g
萆薢 15g　丹皮 10g　制大黄 10g　蛇床子 10g
车前草 30g　白花蛇舌草 30g

（2）坐浴方

苦参 15g　蝉衣 5g　萆薢 30g　炒苍耳子 10g
野菊花 10g　生地榆 30g　土茯苓 30g　白鲜皮 10g
川椒 1g　地肤子 10g

煎水放凉坐浴，每次 15 分钟，每天两次，3 天换 1 剂，连用 30 天。

10. 妇人减肥重燥湿利尿

妇人体重超标达 20% 以上者，称“妇人肥胖”，胖人多湿。“消胖之道，以调为主”，不可一味攻伐，以防伤正，治重燥和渗。

炒苍术 10g　法半夏 10g　薏苡仁 10g　泽泻 10g
决明子 30g　蛇床子 10g　桑白皮 10g　陈皮 10g
白菊花 10g　冬瓜皮 10g　生山楂 15g　丹参 30g
车前草 30g　坨茶 10g

11. 妇人雀斑，内服滋阴降火，外敷祛斑奶

面部黑斑系肾脏阴阳失调，阴虚火旺，故肾色泛于颜面，宜内服外敷并进。

（1）内服丸药缓图

知母 60g　黄柏 60g　生地黄 30g　龟板 30g
川续断 30g　泽泻 30g　丹皮 30g　当归 30g
丹参 60g　补骨脂 30g　菟丝子 30g　薏苡仁 60g

共研细末水泛为丸，每次 3g，每天 3 次。

（2）外敷祛斑奶

大豆汁 60g　冬瓜汁 60g　绿豆粉 30g　薏米粉 30g
珍珠粉 5g　桃花蕾 30g

和匀，每天外涂 1 ～ 2 次。

12. 妇人低热甘温为治

妇人低热常以虚证为主，也就是古称的“劳热”，最宜甘温除热法，再佐清退虚热之品。

生黄芪 15g　当归 10g　银柴胡 10g　太子参 15g
黄精 10g　云茯苓 10g　地骨皮 10g　炒白术 10g
陈皮 10g　升麻 5g　白菊花 5g　青蒿 15g（后下）

降糖家传效方

沈氏女科治疗糖尿病有5首组方特殊的效方，可以试治各型糖尿病。

气阴双补方：银柴胡10g，天冬15g，玄参15g，生地黄30g，云茯苓15g，太子参15g，生杜仲10g，桑寄生10g，黄柏10g，肉桂3g，炒酸枣仁10g，夜交藤30g，青皮10g，忍冬藤15g。

补气健脾方：太子参30g，黄精15g，山药10g，芡实10g，覆盆子15g，玄参10g，五倍子5g，五味子10g，黑豆15g。

滋水涵木方：枸杞子15g，黄柏10g，生龙骨30g，生牡蛎30g，生杜仲10g，北沙参15g，菟丝子10g，生白芍10g，砂仁10g。

养阴清热方：生地黄30g，葛根10g，天花粉10g，麦冬15g，五味子10g，生薏苡仁10g。

肺胃双清方：生石膏30g，知母15g，生薏苡仁60g，车前草30g，地骨皮10g，泽泻10g，桑寄生10g，西洋参5g（另煎兑服）。上药煎两次取汁，入薏苡仁熬粥分食。

糖尿病并发症良方6首

糖尿病有众多并发症，其中难治者有血管病变（心脑血管疾病多见）、神经系统病变、感染等。沈氏女科在临证中积累了6首有明显疗效的良方可供临证试治。

冠心病：生黄芪15g，北沙参10g，麦冬10g，全瓜蒌30g，薤白10g，石菖蒲10g，郁金10g，丹参30g，赤芍10g，三七粉6g（冲），西洋参5g（另煎兑服）。

末梢神经炎：枸杞子10g，生地黄30g，黄精10g，白芍10g，当归10g，桂枝10g，细辛3g，金银花10g，连翘10g，鸡血藤15g，黄柏10g，川牛膝15g。

自主神经功能紊乱：生黄芪15g，太子参15g，云茯苓10g，炒白术10g，车前草30g，生地黄30g，炙远志10g，夜交藤30g，黄芩10g，生龙骨30g（先煎），浮小麦30g。

泌尿系感染：瞿麦10g，萹蓄10g，赤芍10g，丹皮10g，芦根15g，生石膏30g，生大黄15g，柴胡10g，乌药10g，猪苓10g，黄芩10g，白花蛇舌草30g。

皮肤疖肿：生黄芪15g，金银花炭10g，赤芍10g，炙枇杷叶10g，黄芩10g，制大黄10g，丹参30g，生地黄10g，浙贝母10g。

肾动脉硬化症：知母10g，黄柏15g，肉桂3g，丹参30g，泽泻10g，海藻10g，益母草10g，王不留行10g，车前草30g，郁金10g，泽兰10g，白花蛇舌草30g。

7种良性肿瘤治验妙法

上海沈氏女科对7种良性肿瘤的辨治独具创新特色，积累了丰富的经验，收到了较好的疗效。

1. 肺部炎性假瘤治宜清热润肺

芦根30g　紫菀10g　川贝母10g　北沙参10g
丹参30g　冬瓜仁10g　生苡仁15g　炙杷叶10g
鱼腥草30g　全瓜蒌30g

加减：咳重选加前胡10g，桔梗10g，牛蒡子10g；痰多选加竹茹10g，莱菔子10g，葶苈子10g（炒）；胸痛选加赤芍10g，苏木10g，三七粉3g（冲）；咳血选加仙鹤草10g，黄芩炭10g，生牡蛎30g；低热选加青蒿15g（后下），地骨皮10g，车前草30g。

2. 肝血管瘤治重清心柔肝

连翘 10g　当归 10g　生地黄 10g　黄精 10g
郁金 10g　竹叶 10g　丹参 30g　板蓝根 30g
川楝子 10g　金钱草 30g　野菊花 10g　赤芍 10g
白芍 10g

加减：胁痛选加木香 10g，柴胡 10g，香附 10g，沉香粉 3g（冲），三七粉 3g（冲）；舌紫选加制乳香 10g，制没药 10g，水蛭 10g，苏木 10g；胃胀纳呆选加砂仁 10g，莱菔子 10g，生鸡内金 30g，焦三仙 30g。

3. 海绵状血管瘤外敷清肺凉血

枯芩 15g　薄荷 15g　丹皮 10g　赤芍 10g
生栀子 10g　郁金 10g　丹参 30g　牛蒡子 10g
葶苈子 10g　炙杷叶 15g

共研细末，醋或浓茶调敷患部，晚敷晨取。

4. 甲状腺瘤治宜滋水涵木

枸杞子 10g　白菊花 10g　生地黄 10g　黄精 10g
桑寄生 10g　夏枯草 10g　泽泻 10g　天麻 10g
珍珠母 30g　生牡蛎 30g　决明子 30g　海藻 15g

加减：汗多选加生黄芪 15g，生龙骨 30g，浮小麦 30g；头晕选加蝉衣 5g，葛根 10g，钩藤 15g；心悸选加川芎 10g，石韦 10g，当归 10g，连翘 10g，琥珀粉 3g（冲）；震颤选加防风 5g，磁石 30g，生石决明 30g；胸部憋闷选加丹参 30g，生薏苡仁 10g，全瓜蒌 30g。

5. 脑瘤治宜化痰开窍

胆南星 10g　枳壳 10g　云茯苓 10g　陈皮 10g
川芎 10g　天麻 10g　郁金 10g　石菖蒲 10g
天竺黄 10g　清半夏 10g　三七粉 3g（冲）

加减：头痛选加白芷 5g，延胡索 10g，菊花 10g；眼花选加蝉衣 10g，薄荷 10g，决明子 30g；闭经选加泽兰 10g，丹参 30g，红花 10g。

6. 脂肪瘤治宜温阳化浊

（1）内服方

桂枝 10g	生地黄 10g	黄精 10g	泽泻 10g
生薏苡仁 10g	蛇床子 10g	车前草 30g	赤芍 10g
白芍 10g	制附片 10g（先煎半小时）		

（2）外敷方

归尾 10g	赤芍 10g	野菊花 10g	枳壳 10g
川椒 1g	川芎 15g	丹参 30g	决明子 30g
三七粉 60g			

共研细末，醋或茶调敷患部，晚敷晨取。

7. 纤维瘤治宜健脾透络

（1）内服方

党参 10g	炒白术 10g	陈皮 10g	清半夏 10g
水蛭 10g	土鳖虫 10g	地龙 10g	生薏苡仁 10g
郁金 10g	丹参 30g		

（2）外敷方

苏木 30g	丹皮 30g	郁金 30g	水蛭 30g
乳香 30g	没药 30g	丹参 60g	冰片 1g

共研细末，醋或茶调敷患部，晚敷晨取。

沈氏女科镇痛新法

痛证始载于《黄帝内经》。《素问》专设“举痛论篇”，其曰：“经脉流行不止，环周不休，寒气入经而稽迟，泣而不行，客于脉外则血少，客于脉中则气不通，故卒然而痛。”“寒气客于肠胃之间，膜原之下，血不得散，小络急引故痛。”认为致痛之因在于“寒气”，其病机则是“气不通”“血不得散”“小络急”气血不畅，所谓“不通则痛”。《黄帝内经》的这段分析对后世的温通止痛极有启迪。至张仲景的《伤寒杂病论》，镇痛的理法方药已经相当完善，创建了不少效方，如桂枝汤类、承气汤类、陷胸汤类、四逆散、芍药甘草汤、葛根芩连汤等。嗣后历代医家皆有充分的发挥和创新，使中医镇痛颇具特色又富有优势。

沈氏女科的镇痛法按性质（隐痛、胀痛、刺痛、绞痛）、部位（头、目、齿、咽喉、胸胁、脘腹、腰背、四肢）、病种（炎症性、神经性、外伤性、占位性）进行分类论治，采用针药并用的方法，既符合临床实际，又利于提高疗效，是中医镇痛的新思路、新视角、新方法。

一、疼痛性质

1. 隐痛

隐痛以虚证多见，分气虚和阴虚两类。气虚伴苔白质淡，脉象细弱，气短乏力。治当补益中焦脾气，兼通血行。主药为生黄芪、炒白术、云茯苓、赤芍、白芍。针刺取足三里、血海为主穴，用补法。阴虚伴苔净质红，脉象细数，五心烦热。治当补益下焦肾水，兼养营阴。主药为生地黄、黄精、山茱萸、山药、泽兰、川楝子、延胡索。针刺取三阴交、太溪为主穴，用补法。

2. 胀痛

胀痛以实证多见，分肝郁、痰浊、食阻3类。肝郁兼苔黄质红，脉象弦紧。治当疏肝开郁。主药为柴胡、香附、丹皮、石菖蒲、郁金、薄荷、川芎。针刺取阳陵泉、支沟为主穴，用泻法。痰浊兼苔腻，脉滑，憋闷口黏。治当祛痰降浊。主药为竹茹、枳壳、云茯苓、陈皮、全瓜蒌、丹参。针刺取中脘、丰隆为主穴，用泻法。食阻兼苔厚，脉滑，嗳腐纳呆。治当消导畅中。主药为木香、焦三仙、生鸡内金、莱菔子、蒲公英、连翘。针刺取建里、公孙为主穴，用泻法。

3. 刺痛

刺痛以瘀血多见，兼全身血瘀证（舌紫斑、脉细涩、发绀、肌肤甲错、毛发干枯），局部血结证（肿块），离经血溢证（出血、血暗有块）。治当活血化瘀。主药为丹参、当归、赤芍、川芎、郁金、苏木、地龙、水蛭。针刺取膈俞、三阴交为主穴，配膻中、气海、太冲，用泻法。

4. 绞痛

绞痛除气滞血瘀外，还因寒凝诱发。苔白质淡紫，脉象沉迟，痛而喜暖，畏寒，面色白，四肢不温。治当温通散寒。主药为炮姜、高良姜、乌药、桂枝、鹿角霜、细辛。针刺取神阙、关元为主穴，用灸法。

二、疼痛部位

1. 头痛

头痛分风邪、肝阳、痰蒙和气虚四类。

（1）风邪头痛：风邪头痛以全头胀痛为显，伴发热，咳嗽，咽痛，骨楚。苔薄白，脉浮紧，属风寒。治当祛风散寒。主药为荆芥穗、防风、川芎、白芷、桂枝、白芍、细辛。苔薄黄，脉浮数，属风热。治当祛风清热。主药为连翘、金银花、菊花、薄荷、蝉衣、桑白皮、葛根。针刺取风池、外关、合谷、太阳为主穴，用泻法。

（2）肝阳头痛：肝阳头痛以两颞跳痛为显，苔薄黄，舌质红，脉弦细数，伴胁满易怒，口苦尿黄。治当平肝潜阳。主药为天麻、菊花、决明子、夏枯草、珍珠母、生石决明、生栀子、川楝子。针刺取太冲、太阳为主穴，用泻法。

（3）痰蒙头痛：痰蒙头痛以头顶重痛为显，苔黄腻，脉弦滑，伴胸憋而肿，口黏纳呆。治当豁痰开窍。主药为胆南星、天竺黄、川芎、莱菔子、石菖蒲、郁金、枳壳、生薏苡仁。针刺取百会、丰隆为主穴，用泻法。

（4）气虚头痛：气虚头痛以全头空痛为显，苔薄白，舌质淡，脉细弱，伴气短乏力。治当升清降浊。主药为党参、黄精、白扁豆、当归、升麻、延胡索、葛根、川牛膝。针刺取四神聪、足三里为主穴，用补法。

2. 目痛

目痛以肝火多见。苔黄质红，脉象弦数，兼口苦目赤，尿黄便秘，心烦易怒。治当清肝泻火。主药为夏枯草、生栀子、决明子、野菊花、制大黄、车前草。针刺取攒竹、行间为主穴，用泻法，或耳尖放血。

3. 齿痛

齿痛分胃火、肾虚两类。

（1）胃火齿痛：痛剧，龈肿，苔薄黄，舌质红，脉弦数，兼消谷善饥，口干引饮。治当清胃泻火。主药为生石膏、知母、生薏苡仁、升麻、川牛膝。针刺取二间、内庭为主穴，用泻法。

（2）肾虚齿痛：隐隐作痛，苔薄黄，舌淡胖，脉沉细，尺部弱，兼耳鸣腰疼。治当滋阴降火。主药为生地黄、黄柏、玄参、丹皮、怀牛膝、徐长卿。针刺取合谷、太溪为主穴，用补法。

4. 咽喉痛

咽喉痛分风热、虚火两类。

（1）风热咽喉痛：肿痛明显，苔薄黄，脉浮数，兼喉如物梗，影响吞咽，甚则寒热交作。治当疏风清热。主药为连翘、金银花、蝉衣、僵蚕、野菊花、苏梗、露蜂房。针刺取少商、商阳放血，风池、上廉泉为主穴，用泻法。

（2）虚火咽喉痛：隐痛为主，朝轻暮重，苔净质红，脉象细数，兼五心烦热，腰酸失眠。治当滋阴降火。主药为生地黄、麦冬、黄连、肉桂、马勃、川牛膝。针刺取劳宫、上廉泉，用泻法，复溜用补法，为主穴。

5. 胸胁痛

胸胁痛分胸痹、肝郁两类。

（1）胸痹胸胁痛：痛而寒凝，遇冷加重，时有彻背，苔白质淡，脉弦细迟，兼四肢不温。治当温通胸阳。主药为生黄芪、桂枝、全瓜蒌、薤白、川芎、香附、鹿角霜。针刺取内关、膻中为主穴，用温针法。

（2）肝郁胸胁痛：痛而气滞，恼怒发作，流窜不定，苔黄质红，脉象弦紧。治当疏泄肝郁。主药为柴胡、枳壳、赤芍、白芍、川楝子、延胡索、丹皮、金钱草。针刺取期门、太冲为主穴，用泻法。

6. 脘腹痛

脘腹痛分寒积、气滞、痰食、中虚四类。

（1）寒积脘腹痛：苔薄白，脉弦迟，绵绵作痛，得温则减，兼食少喜热。治当温通散寒。主药为高良姜、香附、乌药、木香、豆蔻仁、小茴香、云南白药。针刺取太白，用泻法，灸神阙，补中脘。

（2）气滞脘腹痛：苔薄腻，脉弦紧，胀痛时作，郁怒加重，痛引两肋，兼食少吞酸。治当疏肝和胃。主药为柴胡、枳壳、炒橘核、青皮、川楝子、延胡索、当归、生白芍、云茯苓。针刺取内关、公孙为主穴，用泻法。

（3）痰食脘腹痛：苔厚腻，脉弦滑，憋闷作痛，兼呕吐涎沫，纳呆便秘。治当消导通腑。主药为莱菔子、枳壳、焦三仙、蒲公英、制大黄、全瓜蒌、决明子。针刺取天枢、上巨虚为主穴，配支沟、照海，用泻法。

（4）中虚脘腹痛：苔薄质淡，脉象细弱，隐痛时作，按之可舒，兼食欲不振，肢倦乏力。治当补气健脾。主药为生黄芪、炒白术、白扁豆、生杜仲、桂枝、生白芍。针刺取中脘、气海、太溪、太白为主穴，用补法。

7. 腰背痛

腰背痛分肾虚、风湿两类。

（1）肾虚腰背痛：苔薄白，质淡胖，脉沉细，尺部弱，疼痛绵绵，兼痿弱无力，形寒滑泄。治当补肾通络。主药为生地黄、山药、鸡血藤、老鹳草、川续断、生杜仲、桑寄生、鹿角霜、桂枝。针刺取肾俞、脾俞、太溪为主穴，用温针法。

（2）风湿腰背痛：苔白腻，脉弦滑，痛重拘急，转侧加重，影响步履，变天加重。治当祛湿通络。主药为生薏苡仁、防风、防己、地龙、陈皮、鸡血藤、伸筋草、木瓜、豨莶草。针刺取三焦俞、脾俞、秩边、委中为主穴，用平补平泻法，配梅花针。

三、疼痛病种

1. 炎症性

炎症性分阑尾炎、胰腺炎、胆囊炎、胃炎、胸膜炎、腹膜炎、盆腔炎、心肌炎八类。

（1）阑尾炎：责之湿热壅积，除清利湿热外，还应配合通腑导滞。主药为生薏苡仁、丹皮、制大黄、赤芍、红花、蒲公英、决明子。针刺取大椎、支沟、照海、阑尾穴为主穴，用间歇运针法或加电针。

（2）胰腺炎：责之气滞湿热，治当疏泄清利。主药为柴胡、枳壳、香附、木香、丹参、生薏苡仁、丹皮、陈皮、白花蛇舌草、金钱草。针刺取阳陵泉、太冲、中脘、内关为主穴，用泻法。

（3）胆囊炎：责之胆气不畅，利胆为要。主药为茵陈、泽泻、金钱草、黄柏、生栀子、姜黄、郁金、车前草。针刺取胆俞、日月、外丘为主穴，用泻法。

（4）胃炎：责之于中焦虚寒，健运失司，以健脾温中立法。主药为生黄芪、桂枝、白芍、炒白术、云茯苓、高良姜、香附、蒲公英。针刺取上脘、太白为主穴，用灸法。

（5）胸膜炎：责之于肝阴不足，脉络失和，柔肝和血为治。主药为当归、白芍、木香、丹参、葶苈子。针刺取三阳络、丘墟、肝俞、膈俞为主穴，用泻法。

（6）腹膜炎：责之于寒气凝结，气机受阻，治当温通散寒。主药为桂枝、木香、乌药、炒白术、干姜、生黄芪、大腹皮。针刺取公孙、内庭，用补法，再灸中脘、气海。

（7）盆腔炎：责之于胞宫虚寒，治当补虚暖宫。主药为党参、当归、炮姜、桂枝、艾叶、蛇床子、淫羊藿、鸡血藤、伸筋草。针刺取子宫、关元、阴陵泉为主穴，用灸法或补法。

（8）心肌炎：责之于痰浊痹阻，以豁痰通痹立法。主药为全瓜蒌、薤白、党参、丹参、苦参、川芎、石韦、石菖蒲、郁金。针刺取巨阙、内关为主穴，用补法，再泻丰隆。

2. 神经性

神经性分三叉神经痛、肋间神经痛、坐骨神经痛三类。

（1）三叉神经痛：责之于风袭阳明，治当祛风通络。主药为白芷、葛根、僵蚕、红花、延胡索、薄荷、防风。针刺取阳白、攒竹、头维、率谷、地仓、颊车为主穴，用透针法或用电针。

（2）肋间神经痛：责之于痰阻胁络，治当祛痰通络。主药为苏木、姜黄、莱菔子、全瓜蒌、炒橘核、丹参、郁金、三七粉。针刺取期门、肝俞、支沟、阳陵泉为主穴，用泻法。

（3）坐骨神经痛：责之于寒湿阻络，治当温散通络。主药为制草乌、桂枝、生薏苡仁、地龙、鸡血藤、老鹳草、川续断、木瓜、汉防己、路路通。针刺取环跳、秩边、委中为主穴，用泻法，可加用电针，或委中放血，或拔罐。

3. 外伤性

外伤性分扭伤、劳损、脱出三类。

（1）扭伤：责之于瘀血内停，治当活血通络。主药为红花、赤芍、苏木、川续断、川牛膝、鸡血藤、路路通、生栀子、云南白药。针刺取后溪为主穴，用泻法，扭伤处拔罐。

（2）劳损：责之于肾虚阳衰，治当补肾温阳。主药为蛇床子、菟丝子、补骨脂、狗脊、川续断、生杜仲、女贞子、枸杞子、桂枝、鹿角霜。针刺取肾俞、大肠俞、次髎、昆仑为主穴，用温针法。

（3）椎间盘脱出：责之于肾虚血瘀，治当温肾活血。主药为补骨脂、菟丝子、生地黄、丹参、桃仁、老鹳草、川续断、地龙、鹿角霜、三七粉。针刺取华佗夹脊穴，用梅花针或温针法。

4. 占位性

占位性分结石、增生、肿瘤三类。

（1）胆结石：责之于胆汁瘀阻，治当利胆排石。主药为金钱草、泽泻、郁金、丹参、川楝子、生鸡内金、车前草。针刺取胆俞、至阳、阳陵泉、太冲为主穴，用电针法。

泌尿系结石责之于湿热下注，治当清利排石。主药为炒苍术、生薏苡仁、黄柏、川牛膝、金钱草、王不留行、白花蛇舌草、泽兰、桑白皮、海金砂。针刺取水分、委阳为主穴，用泻法。

（2）骨质增生：责之于肾亏，治当调肾阴阳。主药为蛇床子、补骨脂、女贞子、生白芍、威灵仙、川续断、木瓜、生杜仲。针刺取肾俞、太溪为主穴，用补法。

（3）肿瘤：责之于气滞瘀毒，治当疏导解毒。主药为丹参、白花蛇舌草、蒲公英、郁金、柴胡、桃仁、红花、仙鹤草、三七粉。针刺取气海、血海、足三里、手三里、公孙、合谷为主穴，用电针法。

上述按疼痛性质、部位、病种分类，主药相配，针药并用，是一种治疗新法，但尚不完善，仅涉及其主要病因、病机而论，临证要错杂得多，不可刻板，仍应辨证取效。

结肠炎灌肠效法

结肠炎可分过敏性和溃疡性两种，常常见左下腹痛，腹泻或便带黏冻脓血，经久难愈。一般口服药难达病所，是临床治疗的难题。

沈氏女科采用辨证中药保留灌肠，则可取效。辨证分脾虚和湿热两类。

1. 脾虚证

主症：苔薄白，舌质淡，脉沉细，腹痛隐隐，便带黏冻，纳差气短。

方药：投以健脾的异功散加减。

党参 15g　云茯苓 15g　陈皮 15g　炒白术 15g
木香 10g　乌梅 15g　桑寄生 15g　生杜仲 15g
炒白芍 15g　煨葛根 15g　仙鹤草 15g　生地榆 30g

2. 湿热证

主症：舌苔黄腻，脉象滑数，左下腹痛，便前更著，便带脓血，纳呆恶心。

方药：投以清里的葛根芩连汤加减。

煨葛根 30g	川黄连 15g	黄芩 10g	木香 10g
生薏苡仁 15g	马齿苋 30g	蒲公英 15g	苦参 30g
生地榆 30g	川楝子 10g	延胡索 10g	

以上两方均浓煎两次，取汁 200mL 左右。每晚灌肠 1 次，每次 100mL，肛管插入结肠部位（15cm 处），保留 1 小时以上，保留时间越长疗效越好。10 次为 1 个疗程。

通便三要

便秘临床常见，有 3 种含义：一是大便干燥，3 ～ 5 日以上才排便一次，《伤寒论》名为“不更衣”；二是次数正常，但粪坚难排，名曰“燥矢”；三是时有便意，粪质并不干燥，但排出艰难，系气虚不能化津，肠枯所致，名作“脾约”。

沈氏女科通便之法抓热、寒、虚三要。

便秘最多见者系阳结热秘，舌黄质红，脉象滑数，面红身热，口臭唇疮，小便黄赤，属里实热证。常投寒下法，用大黄、玄明粉，尚需佐引气下行药，如枳实、厚朴、青皮、全瓜蒌。

阴结寒秘，苔白质淡，脉象沉迟，便涩尿清，面白肢冷，腹中冷痛，喜暖恶冷，属里实寒证。常投温下法，用附片、干姜、肉桂、法半夏，还须佐引气下行药，如厚朴、乌药、莱菔子、肉苁蓉。

虚秘者，舌淡脉细，大便努挣难下，面白心悸。常投养血润肠法，用当归合白菊花、生地黄、桃仁、麻仁、柏子仁、郁李仁，也须佐引气下行药，如枳壳、厚朴。另外，要按虚伍药，如气虚血亏伍人参，名黄龙汤；阴虚伍玄参、麦冬，名增液承气汤。也可用蜂蜜、甘油外导；番泻叶泡饮；生何首乌、全当归煎服；黑芝麻、松子仁、杏仁、核桃共研碎用蜂蜜调服。

5 则止汗法

汗为心液，由阳气蒸化津液，出于体表而成。出汗是驱邪的方法，汗证多见于自主神经功能紊乱、甲状腺功能亢进、风湿热、结核、一过性低血糖、某些传染病和休克。

沈氏女科所用的止汗法有分辨表里、慎用敛汗、注重养心、调理气阴及救治脱汗 5 则。

分辨表里：表证见汗，以调和营卫为治，桂枝汤最宜；里证见汗，要区分虚实。虚者又有“气”“阴”之别，治“气”以玉屏风散为主方，尤重生黄芪；治“阴”以知柏地黄为主方，尤重知母、黄柏。实者则有“热”“湿”之异，清热以白虎汤为主方，尤重生石膏；化湿以茵陈五苓散为主方，尤重茵陈。

慎用敛汗：敛汗药有浮小麦、麻黄根、煅龙骨、煅牡蛎，常常视作治疗汗证的主药，治疗因虚汗证确有其效。汗证不辨寒热虚实，单纯用敛汗药，常难以奏效，如见实热或湿热汗证，反而留邪，汗出更甚。故应慎用敛汗。

注重养心：心神得宁，常常利于止汗，故每每佐入宁心法。针对虚实，宁心各异。虚者用养心的当归、琥珀、柏子仁、云茯苓、五味子、炒酸枣仁；实者用清心的竹叶、黄连、连翘、知母、炙远志、车前草、丹参。

调理气阴：汗证必致伤气耗液，后期汗出虽止，仍应调理气阴。常投生脉散收功或选佐山药、黄精、天花粉、芦根、石斛、云茯苓、乌梅、麦冬等。

救治脱汗：脱汗危象，阳不敛阴，气随汗脱而阴阳俱亡，急宜回阳救逆，重投参附汤，并兼四佐：一是大剂量生黄芪固表，至 90g 以上；二是麦冬、五味子、白芍、乌梅敛阴；三是煅龙牡、浮小麦敛汗；四是艾灸神阙、关元固脱。

疗虚 9 法

虚劳补之，此乃常法，无可非议，然沈氏女科临证所见并非单一脏腑虚证，常常脏腑间虚证夹杂，如不处理好常见的 9 种兼证，势必影响疗虚之效，故有疗虚 9 法之说。

心肺气虚证：益气药大多可补心肺之气，如生黄芪、党参、白术等。还应加入特效之品，如补心的肉桂、炙甘草，补肺的阿胶、山药；还宜加引经药，如入心经的炙远志、琥珀、生龙骨、生牡蛎，入肺经的桔梗、紫菀、全瓜蒌；宜加重镇安神药，如云茯苓、磁石、炒酸枣仁、五味子。

心肾阳虚证：除投温阳药之外，还要注意通阳以散寒，选加干姜、薤白、桂枝；健脾以利水，选加白术、泽泻、生薏苡仁、五加皮、葶苈子、生黄芪。还宜加宁心药，如石菖蒲、琥珀、麦冬、五味子；加下行药，如川牛膝、生龙骨、生牡蛎、路路通、全瓜蒌。

心脾两虚证：以气血双补为主，如人参、黄芪、白术、当归、大枣。再加心经引药，如炙远志、云茯苓、炒酸枣仁、琥珀；加醒脾药，如陈皮、木香、砂仁、生鸡内金。

心肾不交证：一方面引火归原，用川连、肉桂，另一方面清心，用黄芩、连翘、赤芍、阿胶。

肺肾气虚证：投纳气之品，如五味子、补骨脂、核桃仁、人参、蛤蚧。再加收涩的煅龙牡、白芍、乌梅，另佐健脾祛痰之品（如二陈汤）和益肺滋润之品（如紫菀、川贝）。

肺肾阴虚证：润肺用百合、沙参、麦冬、紫菀，清肺用炙杷叶、桑白皮、地骨皮、黄芩。佐滋阴降火用知母、黄柏、女贞子、旱莲草、菊花，柔肝生金用当归、白芍。

肝肾阴虚证：养血柔肝用当归、白芍、何首乌、女贞子、枸杞子、麦冬，平肝潜阳用珍珠母、菊花、天麻、钩藤、夏枯草。再佐导下药，如川牛膝、车前草、桑寄生、木瓜。

肺脾气虚证：补脾即可补肺，但要加入肺经引药，如桔梗、沙参、麦冬。配温化痰湿的二陈汤、干姜、细辛、五味子。

脾肾阳虚证：温脾用参类、白术、干姜、白扁豆，佐利尿的车前草、桑白皮、陈皮、路路通、赤小豆。还要加温阳涩肠的补骨脂、肉豆蔻、五倍子、赤石脂、乌梅，配伍黄柏、蒲公英寒性反佐。

手足皲裂醋泡效法

隋代巢元方著《诸病源候论》云："皲裂者，肌肉破也。言冬时触冒风寒，手足破，故谓之皲裂。"

沈氏女科组醋泡方可治皲裂，配方如下。

茵陈 10g　　丹皮 10g　　生地黄 15g　　防风 15g
丹参 30g　　玄参 30g　　苦参 30g　　白鲜皮 10g
地骨皮 15g　　皂角刺 30g

用陈醋 3 ～ 5 斤，放大盆中浸泡半小时后即可醋泡皲裂处，每日 2 ～ 3 次，5 天后换一剂新药。

皲裂常见又难愈，沈氏女科采用醋泡方试治，有较好疗效，浸泡后应当用橡皮膏贴紧手足皲裂处以利生肌，加快愈合。

中风病预防5法

中风常有先兆症，最早记载者为金代刘完素，其所撰《素问病机气宜保命集》中风篇曰："中风者，俱有发兆之证。凡人如觉大拇指及次指麻木不仁或手足不用，或肌肉蠕动者，三年必有大风之至。"上海沈氏女科确立脑中风先兆症的判断标准有3条：一是40岁以上人群近来有目眩、头晕、头胀、头痛或短暂性昏厥，单侧肢体麻木，乏力或一过性轻瘫，临床难排除耳源性眩晕、低血糖、脑炎、颈椎病、腰椎病、脊髓病及周围神经炎者。高血压患者出现耳鸣、肢麻或头重脚轻漂浮感。二是经血液流变学测定，呈黏浓凝状态，中风危险率（F值）达80分以上者。三是19项病史及体征的电脑分析（采用中风先兆仪）中风积分（T值）达90分以上者。

最早提出完整预防中风措施的系清代李用粹，其所著《证治汇补》曰："宜慎起居，节饮食，远房帏，调情志。"上海沈氏女科对中风先兆症的预防措施，除控制血压、降脂、控制糖尿病、减肥及口服抗血小板凝聚药、改善红细胞变形能力药（如阿司匹林、潘生丁等）外，还有6条措施。

心理防治：稳定情绪，制怒安静，乐观无忧，轻松舒适。

起居防治：寒暑更衣，谨防感冒；按时排便，勿用暴力；步履稳健，切忌跌仆；卧坐慢速，减少弯腰；室内通风，戒烟少酒。

膳食防治：五要五不要。要选择和搭配全面的食谱，不要偏食；要清淡素薄，不要膏粱厚味、炙煿煎烤；要控制食量，不要暴饮暴食；要合理分配三餐，不要晚餐过饱；要提倡饮茶，不要过咸。

气功防治：以卧功、静功为主，调息宁心，意守丹田，恬淡虚无。

针灸防治：根据证情分别采用针刺、艾灸或指针。预防穴位有十二井、百会、风市、足三里、曲池诸穴。

中药防治：有18味预防中风药，可按辨证伍入配方中。

槐米、连翘、丹参、钩藤、生牡蛎、赤芍、川牛膝、夏枯草、天麻、石菖蒲、何首乌、枸杞子、益母草、白蒺藜、生山楂、制香附、麦冬、玄参。

12 味家传效药妙用

12 味传统效药沈氏女科都有妙用，现述要如下。

1. 仙鹤草扶正优于止血

仙鹤草《滇南本草图谱》称为“脱力草”。其含仙鹤草素和维生素 K，可缩短凝血时间，增加血钙和血小板而有收敛止血的作用。其性平和，适用于一切出血证。凡见出血，无论寒热虚实，无论源于哪个部位，医者必定投之仙鹤草，现已制成仙鹤草素片和注射液，便于临床使用。

仙鹤草还可强心升压，兴奋疲劳的骨骼肌，增强细胞抵抗力而有补虚强壮的作用，专治脱力劳伤，故《滇南本草图谱》称为“脱力草”。大凡神疲乏力，头晕目花，气血亏损，均可以仙鹤草 10 ～ 30g 配其他补虚之品，如生黄芪、当归、党参、白术、山药等而获效。仙鹤草还有抗肿瘤作用，对于癌症患者扶正祛邪为一举两得之妙药。医者视仙鹤草只重其收敛止血之力，而疏于扶正培本之功。故提示曰：“仙鹤草扶正优于止血。”

2. 金银花炒炭消炎力强

金银花始载于《名医别录》，又名“忍冬花”“双花”，以花蕾入药。金银花所含绿原酸有广谱抗菌作用，对革兰氏阳性菌、革兰氏阴性菌、皮肤真菌都有明显的抑菌作用，而且解毒退热，轻宣疏散，为治疗外感风热、温病热毒的要药。温病卫气营血各证、外科疮疡疖肿均可投用。近代发现其还有抗流感病毒的功效。

金银花炒炭消炎解毒之力加强，且可凉血止痢，治疗热毒血痢、菌血症、败血症、急性扁桃体炎，均有良效。

金银花的茎叶称“忍冬藤”，除具有金银花的功效，外兼清经络风湿热毒，且能抗炎止痛，善治风湿热痹，关节红肿热痛、屈伸不利、血沉增快者更宜。可用 30 ～ 60g。

3. 五倍子降糖但涩胃

五倍子系寄生于盐肤木叶上的虫瘿。其富含鞣质，为收涩止泻药，其性味酸涩，更兼敛肺、止汗、固精、止血，用治肺虚久咳、自汗盗汗、遗精白浊、脱肛血证，且有杀灭精子作用，避孕时可用。

五倍子，《本草图经》认为“生津液最佳”；《本草纲目》认为可治“消渴”；《太平惠民和剂局方》更有秘传“玉锁丹”，合云茯苓、生龙骨，故五倍子新用有降糖止渴作用。但其性寒涩，过量涩胃，脘部不适，烧心嘈杂。用量应在 10g 以下，或研末装入肠溶胶囊中吞服，可加大剂量，每次可吞 30g，则降糖作用更为明显，而涩胃之性大为降低。

4. 蛇床子并非仅仅燥湿止痒

《本草纲目》云：“蛇虺喜卧于下食其子，故有蛇床、蛇粟诸名。其叶似蘼芜，故名墙靡。”《名医别录》又名“枣棘”“思益”。

蛇床子有良好的抗真菌、抗病毒、抗滴虫作用，所谓燥湿杀虫，祛风止痒。可治阴囊湿疹、白带阴痒、疮癣瘙痒，并能减少炎性分泌物。内服、外用均可。

蛇床子还有两个重要功效：有雄性激素样作用，并可延缓衰老，是温肾壮阳的良药，可用治肾亏阳痿、宫寒不孕；有抗心律失常的作用，类似钙离子拮抗剂，用于冠心病、心律失常。蛇床子虽不如仙茅之温燥，但也不宜用于湿热下注、阴虚火动者。其所含蛇床子素有抑制心脏作用，对心功能差者要慎用。有时服后有舌麻感，用量应控制在 10g 以下，久煎半小时，麻感消失，不影响药效。

5. 海参肠乃治痫奇药

海参肠系刺参科动物梅花参、光参腹内的砂肠。食用海参时常常弃之，取出洗净砂子，焙干或阴干，配入汤剂。或用干海参肠 5g，研为细末，装入胶囊，每次吞服 1.5g，每天两次，用石菖蒲 15g 煎水送服，效果更佳。

海参肠性味咸平，富含蛋白质和钙、磷，有养血润燥、祛痰透窍的功效。

癫痫多因痰蒙心窍而发作，祛痰透窍、通便是治痫主要法则，海参肠之功效正切痫证之理，投服有奇效。

6. **白花蛇舌草清热利尿而不伤胃**

白花蛇舌草系唇形科多年生草本植物半枝莲的全草，又名“狭叶韩信草”，《全国中草药汇编》异名“尖刀草”。医者只知其有解毒抗癌作用而用于各类癌症和疮疖肿毒、咽肿肠痈及毒蛇咬伤。

白花蛇舌草还能清热利尿，用于热淋尿少。其性虽寒但不伤胃，可以重用 30g 以上，应当视作一味利尿排邪的良药。

7. **莱菔子（萝卜子）降压又不破气**

莱菔子历代均知其有两个功效：消食除胀力宏，用治食积气滞，胸满闷胀，嗳气吞酸，泻痢不畅；祛痰降气力专，用治痰浊壅盛，喘息咳嗽。

莱菔子所含芥子碱有明显的降压作用，且效果稳定，是治疗高血压的效药。

古训云：“服补药者忌之。”（清代严西亭等撰《得配本草》）以莱菔子破气行滞而忌之，然莱菔子行气而不破气，治疗气虚引起的虚胀虚喘证，在人参等补气药中如佐入少量的莱菔子（10g 以下），补而不滞，反而提高疗效。《本草新编》中有云：“或问萝卜子专解人参，用人参，而一用萝卜子，则人参无益矣。此不知萝卜子，而并不知人参者也。人参得萝卜子，其功更补。盖人参补气，骤服，气必难受，非止喘胀之症也，然得萝卜子，以行其补中之利气，则气平而易受。是萝卜子平气之有余，非损气之不足，实制人参以平其气，非制人参以伤其气。”

张锡纯在《医学衷中参西录》中也有概述：“莱菔子生用味微辛，性平，炒用气香性温。其力能升能降，生用则升多于降，炒用则降多于升。取其升气化痰宜生用，取其降气消食宜炒用。究之，无论或生或炒，皆能顺气开郁，消胀除满，此乃化气之品，非破气之品。而医者多谓其能破气，不宜多服、久服，殊非确当之论。盖凡理气之药，单服、久服未有不伤气者，而莱菔子炒熟为末，每饭后移时服钱许，借以消食顺气，且不伤气，因其能多进饮食，气分自得其养也。若用以除满开郁而以参、芪、术诸药佐之，虽多服、久服，亦何至伤气分乎？”因此，莱菔子应注意其降压之新用，不破气之特点，与参芪之类同用无破气之虑矣。

8. 苏木巧解心痛

苏木活血破瘀，消肿止痛，为妇科和骨伤科专用药，用于血滞经闭、血阻痛经、产后瘀结、跌打损伤、瘀肿而痛。

苏木含苏木素、挥发油，能增加冠状动脉流量，降低冠状动脉阻力，促进微循环血流，促进其管径恢复而改善微循环障碍，抑制血小板聚集，降低血液黏度，对血瘀类或痰瘀互结类胸痹心痛有明显的镇痛作用，为妙用。要掌握剂量，正如《本草纲目》所言：“苏木乃三阴经血分药，少用则和血，多用则破血。”和血用 10g，破血用 15g。

9. 泽兰活血而利水

泽兰始载于《神农本草经》，异名为“龙枣”，《救荒本草》异名为“地瓜儿苗”。因其活血通经之功，多用在妇科血滞经闭、痛经及产后腹痛，骨伤科也用治跌打损伤、瘀血作痛，外科用治痈肿疼痛。

一般内科少用泽兰。现代药理证实，泽兰能改善血液流变性，抑制血栓形成。其活血化瘀作用较为温和，而且能利尿退肿、解毒消痈。故内科也可以多用，凡瘀滞作痛、瘀阻癥瘕、瘀闭水肿淋漓、瘀滞痈肿疮毒，均可投之。

10. 野菊花能解毒强心

野菊花性微寒，味苦、辛。又名“岩香菊”，别名野黄菊花、苦薏、山菊花、甘菊花，解毒消肿，降压强心，用治疮毒、高血压病、心脏病。野菊花清热解毒之力大于黄菊花，专治痈疽疖疔、咽喉肿痛，但平肝明目作用不如白菊花；扩张外周血管、降压作用优于白菊花。《本草汇言》曰其“破血疏肝，解疔散毒。主妇人腹内宿血，解天行火毒丹疗，洗疮疥，又能祛风杀虫”。《现代实用中药》曰其“用于痈疽疔肿化脓病”。现代药理研究证明，野菊花是中草药中的“广谱抗生素”，对多数皮肤真菌、金黄色葡萄球菌、痢疾杆菌、绿脓杆菌和流感病毒等均有较强的抑制作用。

野菊花还有两个专长，即对心血管的效应，改善血流动力学，抗心肌缺血，减慢心率，明显降低心肌耗氧量，增加冠状动脉流量，抗血小板聚集；治疗盆腔炎、前列腺炎有特效。

宋代景焕于《牧竖闲谈》中曰其："真菊延龄，野菊泄人。"野菊花苦寒之性胜于白菊及黄菊，独擅清热之功，一般用于治疗疔疮痈肿、头痛眩晕、目赤肿痛。中医认为野菊花有清热解毒之功效，现代临床则广泛用于治疗痈肿疮毒、湿疹、宫颈炎、前列腺炎、肛窦炎等。多种中成药都含有野菊花。有一种称为菊花脑的野菊花还可作为蔬菜食用，其嫩茎叶可凉拌、炒肉或作药膳；用野菊花做成的枕头清香宜人，具有疏风清热、明目的作用，开发的产品有野菊花荞麦健康枕、野菊花枕等。需要注意的是，野菊花性微寒，常人长期服用或用量过大，可伤脾胃阳气，出现胃部不适、胃纳欠佳、肠鸣、大便稀烂等胃肠道反应，故脾胃虚寒者及孕妇不宜用。

11. 鹿茸不能乱用，鹿角胶、鹿角霜提倡多用

鹿角胶温补肾阳，益精养血同鹿茸，但其温性已减而增养血止血之力，专治虚寒性的吐衄崩漏、再生障碍性贫血和阴疽内陷。熬胶后所剩骨渣为鹿角霜，其温补肾阳、益精养血之功虽小犹存，且温通之力大增，又可收涩，并不滋腻，比用鹿茸的不良反应大大减少，临床可用于阳虚的食少便溏、腰膝冷痛、遗精遗尿、崩漏带下，寒凝的痹证阳痿、胸痹心痛、膏淋日久、涩痛不著而腰痛如折等症。价格又较鹿茸便宜，只要对证，可用15～30g，可以代替鹿茸，提倡多用。

12. 晚蚕沙祛风除湿，和胃止痛

晚蚕沙，异名原蚕屎（《名医别录》）、蚕沙（陶弘景）、马鸣肝（《东医宝鉴》）、晚蚕矢（《本草备要》）、二蚕沙（《江苏药材志》），为蚕蛾科昆虫家蚕蛾幼虫的干燥粪便。主产于浙江、四川、河南等地。

蚕沙煎剂有抗炎、促生长作用，叶绿素衍生物对体外肝癌细胞有抑制作用。蚕沙含大量胡萝卜素，还富含叶绿素和维生素E、K与果胶等，是提取这些化学物品较为经济的原料。蚕沙还用来制作蚕沙枕头，具有清凉和降血压等效果。

《本草纲目》云其："治消渴、癥结及妇人血崩，头风、风赤眼，去风除湿。"《名医别录》云其："主肠鸣，热中，消渴，风痹，瘾疹。"晚蚕沙主要功效是祛风燥湿，清热活血。临床主要用于治风湿、皮肤不仁、关节不遂、急剧吐泻转筋、筋骨不遂、腰脚作痛、腹内瘀血、头风赤眼。晚蚕沙还有和胃止痛的作用，可治痛经痹病、脘腹痛。内服煎汤，包煎10～15g，或入丸、散。外用炒熨、煎水洗或研末调敷。可治瘫痪筋骨不遂，由于血虚不能荣养经络，而无风湿外邪侵犯者，则不宜服用。

家传末药配方精要

沈氏女科历代先祖通过临床不断总结整理，完善充实，流传有末药配方。所谓"末药"，是指将临床使用的中药按中医辨证论治及配伍原则，以一定比例分别按需经炮制后混合共研细末而成。末药随时备用，服用方便，届时据病情辨证后按需用开水冲服，一日数次。

末药的优点：①随时取用，省时省力，简便易行。②服用方便，吸收好，见效快。③用量为一般煎剂的数十分之一，节省药材，价廉效高，深受平民大众喜爱青睐。现概括介绍于下。

1. 千金散

组成：枳实90g（麸炒），广陈皮90g，羌活45g，厚朴60g（炒），谷芽120g（炒），苏叶90g，山楂肉180g（炒），半夏45g（微炒），香附90g（生打），神曲180g（炒），藿香45g，乌药45g，槟榔45g，薄荷45g，淡豆豉45g（炒），莱菔子45g（炒），桔梗60g，牛蒡子60g（炒），草豆蔻60g（去衣），前胡45g，炙甘草30g，苍术90g（米泔水浸炒焦），白芷45g，滑石120g（水飞），防风45g，猪苓60g，白苓45g，木香30g。夏季加干葛60g，冬季加干姜45g。

主治：外感寒热兼消食积。

2. 导淋散

组成：归尾120g，赤芍90g，延胡索90g（酒蒸），牛膝120g，香附120g（酒浸炒），青皮90g（酒炒），三棱90g，莪术90g，姜黄90g，乌药120g，丹参120g，茺蔚子120g（酒炒），枳壳90g（麸炒），厚朴90g（炒），山楂肉120g（炒焦）。

主治：产后腹痛有痞块。

3. 失笑散

组成：生蒲黄240g，五灵脂240g（水飞）。

主治：产后血晕。

4. 清魂散

组成：荆芥500g，全当归250g，川芎250g，泽兰500g，丹参250g，炙甘草125g。

主治：新产后瘀血凝滞兼发寒热证。

5. 十全散

组成：归身180g（酒浸），白芍120g（酒炒），茺蔚子90g（酒炒），生地黄240g，川芎90g，川续断90g，杜仲90g（盐水炒），炙甘草30g。

主治：补血调经。

6. 四宝丹

组成：金华香附2000g（分4份，用酒、醋、盐、童便炒至微焦）。

主治：临经腹痛及经行先后痛者。

7. 温经散

组成：肉桂（刮去皮）、炮姜等份。

主治：经寒证。

8. 平胃散

组成：苍术240g（制），厚朴240g（制），陈皮120g（去白），炙甘草60g。

主治：红白痢疾。

9. **胃苓散**

组成：黄芩90g，赤苓90g，木通90g，猪苓90g，泽泻120g，车前子90g（炒），广陈皮90g，山栀90g（炒），生甘草梢30g。

主治：小便不通。

10. **止嗽散**

组成：紫菀240g（蒸），百部240g（蒸），桔梗240g（炒），白前240g（蒸），橘红180g，象贝母180g，炙甘草90g。

主治：久嗽。

11. **泻白散**

组成：桑白皮300g（蜜炙），薄荷300g，橘红240g，半夏240g（焙），桔梗180g，枳壳210g，白前120g，葶苈子90g（炒），炙甘草60g。

主治：新嗽。

12. **补中散**

组成：黄芪180g（蜜炙），白术120g（蜜拌九蒸九晒），西党参90g，升麻30g（焙），柴胡30g（焙），归身90g，广陈皮60g，炙甘草60g。

主治：气虚下陷诸症。

13. **逍遥散**

组成：当归120g，白芍90g（酒炒），柴胡90g，白茯苓90g，白术90g（蒸熟炒），广陈皮60g，薄荷45g，炙甘草30g。

主治：内伤虚寒、内伤虚热诸证。

14. **六香散**

组成：西党参210g，白术180g（土炒），白茯苓120g，半夏90g（制），广陈皮90g，炙甘草45g。

主治：气虚眩晕诸症。

15. 和脾散

组成：白术 120g（炒），西党参 90g，山药 120g，白扁豆 120g（炒），薏苡仁 120g（炒），芡实 90g，广陈皮 60g，木香 30g，砂仁 30g（炒），白茯苓 90g，炙甘草 30g。

主治：脾虚发肿诸症。

16. 二陈散

组成：半夏 120g（焙），白茯苓 90g，广陈皮 90g，炙甘草 30g。

主治：呕吐兼消痰。

17. 养营丹（和营散）

组成：归身 120g，白芍 90g（酒炒）。

主治：养血安胎。

18. 定痛丹

组成：乳香（去油）、没药（去油）等份。

主治：诸般作痛。

19. 调气散

组成：广木香。

主治：专调气分。

20. 益元散

组成：滑石 180g（飞），生甘草 30g。

主治：水泻。

21. 安胜散

组成：白术 120g（炒），黄芩 120g。

主治：安胎。

22. 拙脾散

组成：焦山楂肉。

主治：治肉积、食积。

23. 宝花散

组成：细辛9g，川郁金60g，降香屑90g，荆芥15g。

主治：四时不正之气。

24. 止带散

组成：牡蛎（水煅、水飞）。

主治：带下。

25. 活络丹（建中丹）

组成：全当归90g（酒润），牛膝90g（炖，加陈皮打烂），秦艽60g，羌活45g，独活60g，防风30g，川续断60g，桂枝30g，红花30g，炙甘草21g。

主治：产后败血流入经络者。

26. 茶调散

组成：薄荷90g（净叶），细辛3g，川芎90g，羌活60g，防风60g，荆芥60g，僵蚕30g，白芷60g（炒），炙甘草45g。

主治：头痛。

27. 乳疖散

组成：黄柏、知母、槐花、半夏等份。

主治：乳疖（左乳塞右鼻，右乳塞左鼻）。

同用法：新产瘀滞兼发寒热者千金散、清魂散同用；经水不调兼腹痛者十全散、四宝丹同用；经水不调夹寒者十全散、温经散同用；外感寒热兼呕吐者千金散、二陈散同用；外感寒热兼下痢者千金散、平胃散同用；气血俱虚者十全散、六香散同用；瘀血不清兼血晕者清魂散、失笑散同用；虚肿者千金散、和脾散、泻白散同用（和脾散分量居多）；内伤寒热久嗽者逍遥散、止嗽散同用；外感寒热兼嗽者千金散、泻白散同用；瘀血不清兼嗽者清魂散、泻白散同用；外感寒热兼小便不通者千金散、胃苓散同用；新产寒热兼呕吐者清魂散、二陈散同用；安胎养营散、安胜散同用；新产瘀血流入经络者清魂散、建中散同用；夹湿兼泄泻者平胃散、益元散同用；寒热兼头痛者千金散、茶调散同用；痢疾兼腹痛者平胃散、调气散同用；经水不调兼有白带者十全散、止带散同用（腹痛者四宝丹亦可同用）。

加减法：千金散可加荆芥、生姜，夹暑者去生姜加青蒿；清魂散可加益母草、生姜，夹暑去姜；十全散可加丹参（月经先期）、木香、炮姜（月经后期）、香附（腹痛者）；止嗽散可加北沙参、麦冬；泻白散可加杏仁、象贝母；逍遥散可加鳖甲；二陈散可加竹茹、乌梅、生姜；平胃散可加藿梗、木香、焦山楂肉、煨姜；益元散可加赤茯苓、车前子；建中散可加桑枝；和脾散可加大腹皮、生姜皮、冬瓜皮（脾虚湿肿）、肉桂、煨姜（脾虚泄泻）；失笑散可加益母草、童便（冲服）；四宝丹可加延胡索、青皮、木香；胃苓散可加滑石；六香散可加木香；补中散可加木香；养营散可加苏梗、砂仁、黄芩、杜仲、川续断；安胜散可加苏梗、砂仁、杜仲、川续断。

末药应用于临床，因其取用简便、价廉效高而颇受病家欢迎，加之根据不同病情变化可随证灵活变通、加减同用，更能切中病机，提高疗效，实乃先祖对传统中药煎剂的一项改革创新。

中药传统煎法及改良服法

汤剂是我国医药史上应用最早的剂型。早在3000多年前的商朝已有“伊尹创汤液”之说，至今临床对汤剂煎煮法仍多沿袭传统煎煮方法。

汤剂煎煮是否得法，关乎药效的发挥，不容忽视。古代医家对此十分重视。李时珍曰：“凡服汤药，虽品物专精，修治如法，而煎药者鲁莽造次，水火不良，火候失度，则药亦无功。”“凡煮汤，欲微火令小沸。”徐灵胎指出："夫烹饪失调度尚能损人，况药之治疗可不讲乎。"煎煮不当轻则失效，重则伤人。

煎药前应先用冷水浸泡 1 小时以上，使药性尽量溶入水中。如有后下药则另碗单泡（煎煮时分两次下，分别倒入搅拌，开锅即可）。加入水量不必过多，以盖过药面 2 厘米即可。如有先煎药则不必浸泡，可取浸泡其他药物之水放入先煎药物，先用武火煮沸后再以文火煎煮 15 分钟，然后再倒入其他浸泡之药同煮。特殊药物先煎时间宜延长，如附子、川乌、草乌等药物应先煎半小时以上。

煎煮的火候：传统是"先武后文"，即沸腾前宜用大火，使药物中的水较快沸腾，沸后改用小火维持药液微沸翻滚，以利药物在汤液中不断释出有效成分，又不使水分蒸发过快，此为共识。但近代医家认为诸如解表剂多为花茎叶之类，质轻气香，常含挥发油，较易出汁，不宜久煎而采用"武火速煎"，以达气足力猛，药力迅速，直达肌表；滋润调理剂多为根果、矿贝、鳞甲之类，质重坚实或味厚滋腻，难以出汁而采用"文火慢煎"，使药汁浓厚，药力持久。

时间与煎次：《中药调剂学》"汤剂操作规程"规定，解表剂头煎、二煎煎煮时间分别为 15 ～ 20 分钟及 10 ～ 15 分钟；一般药剂为 20 ～ 25 分钟及 15 ～ 20 分钟；滋补调理剂为 30 ～ 35 分钟及 20 ～ 30 分钟。不论何类方剂，煎煮均为两次；头煎时间均大于二煎；补益剂时间大于解表剂。

煎煮中药必须选用适宜的盛器。对于所用器具，古代医药文献已有论述。《华氏中藏经》《本草经集注》《雷公炮炙论》等即有将药物置于"瓦""坩土锅子""瓷器""土器""铁锅"及"铜器"等物之内而进行修治的记载。现代煎器在使用瓦、陶罐、砂锅的同时已逐步扩大到使用搪瓷锅、不锈钢锅等。

铁锅具有传热快、使用便捷的特点，但在使用过程中易与药物发生不良的理化反应而影响药效，甚至对人体产生危害。古代贤哲对此早有认识，如李时珍在《本草纲目》中指出："铁，气味辛、平，有毒……凡诸草木药皆忌铁器，而补肾药尤忌之，否则反消肝肾，上肝伤气母气愈虚矣。"

在微观科学十分发达的现代，对某些药物与铁金属的反应有了进一步的认识和了解。研究证明，铁的化学性质较活泼，易与其他物质发生化学反应。如苷类（尤为黄酮类）成分与铁反应生成有色难溶的化合物；鞣质成分与铁反应生成鞣酸铁盐而使药物变色和发生沉淀。在常用中药中含有上述成分的品种是比较多的，故煎煮中药不宜使用铁质容器。

汤剂习惯的服用方法是早晚各 1 次，且要求空腹。实际人体最佳吸收时间为上午 9 点、下午 3 点，这与人体生物钟有关，故服药时间应调整为上、下午分服为宜。

沈氏女科主张按照传统方法煎煮中药并改良服法，有利于更好地发挥药效，提高疗效。